Susil Kannangara

Ayurveda und Körperlesen

Susil Kannangara

AYURVEDA UND KÖRPERLESEN

Gesundheit und die Kraft der aufrechten Haltung

SCHÜTZEN – HEILEN – WOHLFÜHLEN

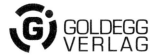

Inhaltsverzeichnis

Vorwort

Krank werden passiert meistens von einem Augenblick auf den anderen. Zumindest nehmen wir dies so wahr. Gerade waren wir »gesund« – und plötzlich haben wir mit einer Diagnose zu tun, die unser Leben völlig durcheinanderbringt. Wenn wir krank sind, richten wir unser ganzes Sein darauf aus, schnell wieder gesund zu werden.

In der Hoffnung, unsere Beschwerden loszuwerden, suchen wir Ärztinnen und Ärzte auf, die unseren Leiden Namen geben und uns Medikamente oder Therapien verschreiben. Wenn sie keine Ursachen finden können, empfehlen sie uns immer weitere Untersuchungen. Manchmal ziehen sich diese erneut über einige Wochen oder sogar Monate hin, bis eine Diagnose gefunden wird. Wenn kein überzeugender Befund erstellt werden kann, wird schlussendlich eine psychologische oder psychiatrische Behandlung empfohlen. Wurden Symptome einer schweren Krankheit zugeordnet, sollen uns oft Operationen oder intensive Therapien heilen. Und sogar, wenn wir überhaupt keine Beschwerden oder Schmerzen verspüren, werden bei Routinechecks manchmal erhöhte Werte oder ein anderes Problem festgestellt, die durch die regelmäßige Einnahme eines oder mehrerer Medikamente behandelt werden oder regelmäßig untersucht werden sollen. Die verschriebenen Medikamente sind dabei selten gänzlich frei von Nebenwirkungen.

Weit verbreitet sind Gelenks- und Rückenschmerzen, die mit schmerzstillenden und entzündungshemmenden Mitteln oder gleich operativ behandelt werden. Überdies nimmt die Zahl der Krebserkrankungen stark zu und die Gruppe an Menschen, die unter einem »Burn-out« leiden, vregrößert sich ebenfalls stetig. Bei einer Krebsdiagnose oder einem gefährlichen Tumor werden in vielen Fällen Chemotherapien und/oder Bestrahlungen durchgeführt, die alle Körperzellen schwächen, auch wenn die Krankheit noch nicht den gesamten Körper erfasst hat. Jedes Jahr erkranken und sterben viele Menschen an Krebs und anderen schweren Erkrankungen, darunter natürlich sogar die Ärzte selbst.

Viele Menschen suchen nach alternativen Methoden zur Heilung ihrer Beschwerden und Krankheiten. Und weil dieser Markt groß ist, gibt es eine Unzahl an »Therapeutinnen« und »Therapeuten«, die nach einer kurzen Ausbildung (oft nur Tage oder Wochen) ihr Zertifikat erhalten und praktizieren können. Sie behandeln Menschen um teures Geld, ohne ausreichende Kenntnisse über den menschlichen Körper und sein »System« zu besitzen. Es beginnt ein Spiel mit der Hoffnung.

Gewöhnlich tun wir viel mehr, um die äußere Erscheinung schön und stark zu halten, als die eigene Gesundheit zu schützen. Warum das so ist, konnte ich am Anfang nicht verstehen. Aber später wurden mir einige Gründe dafür klarer.

Auch in meinem Geburtsland Sri Lanka gibt es heutzutage viele Krebs- und Herzpatienten und einige Menschen, die an bisher unerforschten Krankheiten leiden. Ebenso haben z.B. Nierenerkrankungen dramatisch zugenommen.

Die Nachrichten darüber, dass Menschen an schweren Krankheiten sterben, sind alltäglich. Natürlich können wir dem entgegenhalten, dass wir heute dafür ein bisschen länger leben als früher. Vermutlich gab es auch damals Krebs- oder Herzerkrankungen, die nur nicht als solche erkannt wurden. Hier sind allerdings auch die »entwickelten« Länder der westlichen Welt nicht viel weitergekommen. Behandlungen beschränken sich häufig ausschließlich auf die Symptombekämpfung, packen das Übel aber nicht an der Wurzel.

Auch Sri Lanka blieb von dieser Entwicklung nicht verschont. Vor 1977 gab es dort nur zwei oder drei Arten von importiertem Milchpulver und kaum andere importierte Lebensmittel zu kaufen. Nach 1977 öffnete die damalige Regierung Freihandelszonen. So kamen alle möglichen Produkte aus anderen Ländern nach Sri Lanka. Das Kontrollsystem war ineffizient und es fanden in erster Linie jene Konsumgüter ihren Weg ins Land, die hauptsächlich von Gewinnorientierung getragen wurden: Junkfood, zuckerhaltige Getränke mit Geschmacksverstärkern und Konservierungsmitteln, Moskitospiralen, Düngemittel, genetisch verändertes Geflügel und Fleisch kamen auf den Markt. Einige Gemüse-, Obst- und Reissorten wurden gentechnisch verändert. Importierte Lebensmittel drängten in großen Mengen in den Konsum und das Schlimmste dabei waren die gespritzten und vorgereiften Äpfel und Weintrauben, weil die Menschen sie so gerne konsumierten. Unmengen an Chlor wurden verwendet, um das Wasser zu desinfizieren. Maschinen und technische Geräte ersetzten sukzessive die alltäglichen regelmäßigen Bewegungen der Menschen. Auch die Matratzen und Sitzkissen, die meist mit schädlichen Kunststoffen hergestellt waren, wurden Standard. Früher hatten wir in Sri Lanka Matratzen aus Kokosnuss-Kuder, die vor allem bei den herrschenden warmen Temperaturen ideal waren. Das Land veränderte sich rasant und diese Umwälzungen beschränkten sich nicht nur auf ungesunde Lebensmittel und Pharmazeutika. Schädliche Kunstdünger, Baustoffe wie Asbest, Lacke und Farben kamen auf. Darüber hinaus verursachten die Netzwerke und Funkgeräte mit ihren Strahlen die Verschmutzung der Natur und auch die Abgase der Autos, Flugzeuge und Fabrikabfälle führten dazu, dass Krankheiten sich verbreiteten.

Die Menschen verloren den Respekt voreinander, Geld wurde wichtiger und die ruhige harmonische Lebensatmosphäre verschwand aus vielen Menschenleben. Gier und Eifersucht nahmen zu und es entstand eine unstillbare Sehnsucht der Menschen nach oberflächlichem Luxusleben. Die Lebensqualität wurde nun hauptsächlich an materiellen Werten gemessen. Rein äußerlich schien sich die Lebenssituation der Menschen verbessert zu haben, aber die sinnliche und geistige Wahrnehmung über das Leben nahm ab.

Das Leben und die Einstellung der Menschen veränderten sich in vielen Beziehungen dramatisch. Im Gegensatz zum früheren natürlichen Zugang wird eine Schwangerschaft heute von vielen modernen Frauen fast als eine Krankheit angesehen. Alkohol-, Tabak- und Drogenkonsum haben zum Beispiel wesentlich zugenommen. Auch der Umgang mit dem Körper hat sich verändert. Früher gingen die Menschen in Sri Lanka zuerst zu einem Naturheiler, wenn sie krank waren. Hatte seine Methode keinen raschen Erfolg, suchten sie einen Facharzt auf. Heute ist es eher umgekehrt, viele begeben sich zuerst zum Doktor und erst, wenn dieser nicht helfen kann, gehen sie zum Naturheiler. Statt auf Naturheilmittel und natürliche Nahrungsergänzungsmittel zu vertrauen, orientieren sich viele Menschen in erster Linie an der importierten Schulmedizin und industriealisierten Nahrungsergänzungsmitteln. Seit einigen Jahren lassen viele Eltern in Sri Lanka ihre Kinder auf Empfehlung von Ärzten gegen Masern und Windpocken impfen. Dieses Thema ist sehr umstritten, doch nach meiner Meinung ist die gesundheitliche Situation in Sri Lanka dadurch vielfach noch kritischer geworden. Mittlerweiler werden außerdem bei einer Entbindung routinemäßig Schmerzmittel verwendet, um die Wehenschmerzen zu vermeiden, auch wenn die Mütter dies gar nicht verlangen. Die meisten Frauen wissen nicht, wie stark die Nebenwirkungen dieser Schmerzmittel tatsächlich sein können und dass sie im schlimmsten Fall sogar die Gesundheit von Mutter und Kind schädigen können.

Ich erinnere mich noch an einige bekannte Ärzte von früher. In dieser Zeit gingen die Leute ins Krankenhaus, wo sie fast alles umsonst bekamen. Die Ärzte gaben den Patienten zudem oft bei der Entlassung Empfehlungen mit, was sie auf natürliche Weise tun konnten, um die Nebenwirkungen von Medikamenten loszuwerden. In schwereren Fällen rieten sie den Patienten nach dem Krankenhausaufenthalt zusätzlich einen Ayurveda-Arzt zu kontaktieren.

Als bestes Beispiel dafür dient in diesem Zusammenhang ein guter Freund von mir. Er wurde von einer giftigen

Viper gebissen. Er erbrach Blut und war bewusstlos, als wir ihn in der Nacht ins Zentralkrankenhaus in die Hauptstadt von Sri Lanka nach Colombo brachten. Im Spital erhielt er sofort eine Spritze und danach wurde eine Bluttransfusion durchgeführt. Nach drei Tagen wurde er entlassen. Der Chefarzt empfahl ihm, unverzüglich einen Ayurveda-Arzt aufzusuchen, um zu verhindern, dass es zu Schwindelanfällen, Sehschwäche, Kopfschmerzen oder Beschwerden mit dem Herzen kommt. Solche Nachwirkungen treten im Zusammenhang mit Bissen von Giftschlangen häufig auf.

Die Menschen gesamtheitlich zu heilen, war Schulmedizinern und Ayurveda-Ärzten früher ein großes Anliegen und erste Priorität. Sie genossen ein ausgesprochen hohes Ansehen bei der Bevölkerung, auch wenn ihnen eine Heilung natürlich nicht immer gelang. Leider ist die Lage seit etwa drei Jahrzehnten nicht mehr dieselbe.

Wenn wir damals Patienten im Krankenhaus besuchten, brachten wir ein paar Königskokosnüsse oder saftige Orangen mit, die den Körper und die Genesung gut unterstützten. Heute bringen Besucher lieber Süßigkeiten oder importierte Früchte mit, die mit schädlichen Stoffen gefüllt sind.

Während meiner Zeit in Europa habe ich durch meine berufliche Beschäftigung im Ayurveda-Bereich viel mehr gesehen als früher in meiner Heimat. Einigen meiner Freunde und Bekannten, auch ein paar Kindern, die unter verschiedenen Beschwerden litten, konnte ich mit einfachen Methoden helfen, von denen ich Ihnen in diesem Buch erzählen werde. Einem Menschen eine bessere Lebensqualität zu ermöglichen, ist wirklich ein schönes und beglückendes Gefühl. Gesundheit mit Geld erkaufen zu wollen, ist banal gesagt »totaler Quatsch«. Wenn wir Gesundheit für Geld bekommen könnten, würden reiche Leute bestimmt nicht an Schlaganfällen, Krebs, Herzkrankheiten usw. leiden und schließlich sterben. Mit Geld können wir zwar alle möglichen Sachen erwerben, die der Gesundheit förderlich sind, und mit denen wir ein gesundes Leben aufbauen und führen können. Vielleicht können wir das »Visum für unser Leben« mit Geld etwas verlängern und uns eventuell ein Krankenhaus mit gewissem Luxus und besseren Leistungen leisten. Geld kann das Leben bequemer machen und einige besondere Wünsche erfüllen, aber wahre Lebensfreude kann nicht mit Geld erkauft werden, wenn man nichts darüber weiß, wie man ein gesundes Leben führen und gesunde Gedanken entwickeln kann. Das ist meine tiefste Überzeugung.

Viele Bekannte, Kundinnen und Kunden stellen mir immer wieder Fragen zur Gesundheit und dazu, was ein gesundes Leben ausmacht. Einige haben Angst, die Wahrheit über den Zustand ihres eigenen Körpers zu hören. Manche meinen, dass ihr Körper nicht krank sein könne, da sie seit einigen Jahren kaum noch Fleisch- und Kuhmilchprodukte essen und sich mit Yoga und Meditation beschäftigen. Manche fragen sich, wieso ihre Gelenke- und Muskeln wehtun und weshalb sie unter Verspannungen leiden, obwohl sie sich regelmäßig an der frischen Luft bewegen und sich angeblich gesund ernähren. Viele von ihnen sind es gewohnt, für jede Beschwerde eine eigene Ursache zu hören, eine Einzelerklärung, die allerdings überhaupt nicht möglich ist, weil das Skelett, die Muskeln und alle Systeme mit den Organen und Drüsen des Körpers als Team zusammenarbeiten und sich nicht von den anderen trennen können. Also versuche ich, ihnen detaillierte Erklärungen über den Zusammenhang ihrer Beschwerden zu geben, die zumindest mit einem anderen Teil oder einem »System« im Körper verbunden ist, und sie dann mit den entsprechenden Empfehlungen und Tipps versorgen. Diese Bemühungen haben mir die erste Idee dazu gegeben, irgendwann einmal ein Buch darüber zu schreiben.

Gesundheit ist für uns alle sehr wichtig und ich bin sicher, dass wir keine Angst haben müssen, wenn wir wissen, wie wir unseren Körper richtig schützen und pflegen können. Das Idealste ist, mehr Verantwortung für unsere eigene Gesundheit zu übernehmen. Zuerst müssen wir verstehen und lernen, was unser Körper ist und wie sein System funktioniert. Dann können Patienten ihren Ärzten besser erklären, wo das Problem sein kann, und helfen, es zu diagnostizieren. Wichtig ist auch, dass wir die Ursachen von einfach vermeidbaren Krankheiten kennen. Wir sind »Besitzer« unseres Körpers. Wir gehen mit ihm ins Bett und stehen jeden Tag mit ihm auf. Wer könnte besser wissen und verstehen, was mit seinem Körper schiefgelaufen ist als wir selbst? Für viele Krankheiten und Leiden ist keiner verantwortlich – außer wir selbst. Es ist relativ einfach, unseren Körper, sein System und seine Signale zu verstehen und ihn entsprechend zu pflegen. Genau das kann jeder von uns erlernen – und darum geht es in diesem Buch.

Was wir niemals vernachlässigen sollten, ist das Wissen über die Kraft der Kräuter und das alte Wissen über das Heilen. Dieses Wissen stellte viele Wegweiser für die Menschen, wie sie diszipliniert mit ihrem Körper umgehen und sein biologisches System reinigen können, um das Leben gesund zu erhalten. Das sind jene Methoden, die den Menschen vor der Entwicklung moderner Chemie und ihrer Produkte geholfen haben. Es gibt Methoden, die die westliche Medizin und ihre Wissenschaftler entweder ad acta gelegt hat oder noch nicht entdeckt haben oder nicht entdecken wollen: das Wissen um Heilmethoden und Präparate der alternativen Medizin, die gegen einige schwere Krankheiten erfolgreich angewandt werden können. Darüber hinaus ist es für viele Menschen tatsächlich ein Problem, die »richtigen« Personen in dieser materiellen Welt zu finden, die ihnen mit ihren umfangreichen Kenntnissen tatsächlich helfen können – und nicht nur Geld verdienen wollen.

Auch in europäischen Ländern gibt es sehr gute Behandlungsalternativen und Heilmittel, die leider teilweise in Vergessenheit geraten und vielleicht sogar vernichtet worden sind. Doch wir können sie wiederentdecken! Sie müssen nur zu unserem Lebensstil, zur Umgebung und zu unserem Körper richtig passen. Es muss uns dabei gutgehen! Und wir sollten uns selbst wohlfühlen und spüren, dass die Behandlungen, Anwendungen und Heilmittel uns guttun. Es macht wenig Sinn, wenn wir einfach alle möglichen Methoden von irgendwo auf der Welt nacheinander ausprobieren, in der Hoffnung, irgendetwas zu finden, das uns gegen unsere Beschwerden hilft.

Ein bekanntes Sprichwort sagt: »Wenn du das Gute gefunden hast, solltest du das Bessere suchen. Wenn du das Bessere gefunden hast, solltest du das Beste suchen.« Aber ich fürchte, wir suchen einfach immer ausschließlich nach dem »Besseren« oder nach dem »Besten«, weil uns nichts gut genug ist. So zählt das »Beste« auf einmal nur mehr als das »Bessere« und das »Bessere« wird allmählich zum »Guten« degradiert.

Jemandem zu helfen oder ihm etwas Gutes zu schenken, ist ein schönes Gefühl. Um möglichst vielen Menschen helfen zu können, begann ich dieses Buch zu schreiben. Es war mein Bestreben, möglichst unmittelbar eine kurze, einfach begreifbare, genaue und zuverlässige Übersicht zum Thema Gesundheit zu schreiben und meine Erfahrungen, Visionen und Entdeckungen zusammenzufassen. Als ich einige Kapitel fertiggeschrieben hatte, dachte ich, dass da doch noch etwas fehlt zu meiner Person. Denn vielleicht möchten Sie ja mehr über mich wissen und wie ich dazu komme, Menschen mit meinen Methoden helfen zu wollen. Deshalb erzähle ich Ihnen im ersten Kapitel etwas über mich, meine Herkunft, meine Erfahrungen und meine Einstellung zum Leben.

Eine Herzensbitte möchte ich an dieser Stelle an Sie, liebe Leserinnen und Leser, richten: Ein großer Teil meines Wissens gehört zu meiner Heimat – Sri Lanka. Mein Versuch ist es, dieses Wissen und die praktischen Erfahrungen, die ich in Europa gesammelt habe, zu kombinieren und eine passende

einfache Erklärung für Sie zu schreiben. Es kursieren auch
so viele Irrtümer und falsche Ansichten darüber, was »Ayurveda« ist. Meine tiefste Überzeugung ist, dass wir unseren
Körper und unsere Gesundheit nicht nach vielen verschiedenen und getrennten Themen erklären können, weil unser
Körper zusammen mit all seinen miteinander verbundenen
Funktionen und Systemen »ein Lebewesen« ist. Um Ihnen
diese miteinander verbundenen, aber sehr komplexen Themen besser verständlich zu machen, habe ich mein Schreiben
in einige wichtige Kapitel unterteilt. Es gibt auch viele Selbsterfahrungen und natürliche Regeln dazu, bei denen Sie vielleicht nicht sofort erfassen können, worauf ich im Gesamtzusammenhang hinaus will. Daher ist es durchaus möglich,
dass beim Lesen der ersten Kapitel einige Fragen nach dem
»Wie?«, »Warum?« und »Wofür?« auftauchen. Aber die
Antworten finden Sie in späteren Kapiteln, da sie auch auf
dieses Thema bezogen sind.

Ein Beispiel: Wenn die Ursache für eine Erkrankung in
schlechter Verdauung oder an einer schiefen Körperhaltung
liegt, stehen vielleicht einige Gedanken dort, wo das Thema
»Krankheiten« erläutert wird, aber der Zusammenhang
wird bei den Themen »sich richtig ernähren« oder »Faszinierende Kraft der aufrechten Haltung des Körpers« weiter
diskutiert und erklärt, wie es zu dem ganzheitlichen Blick
gehört. Ernährung, Körperhaltung, das Wissen um das gesunde Leben, eben »Ayurveda«, Körpersignale beachten und
lesen können, »Körperlesen«, Besinnung auf die Einstellung
zum Leben, sich schützen, sich heilen, sich wohlfühlen –
alles das, was Sie in diesem Buch finden, gehört meiner Meinung nach untrennbar zueinander.

Manchmal erwähne ich Namen einiger Kräuterpräparate und -produkte ohne Ihnen einzelne Informationen über
ihre Inhaltsstoffe und Wirkungen zu geben. Diese detaillierten Informationen würden den Rahmen dieses Buchs sprengen. Wer daran Interesse hat, kann diese und all die weiteren

Informationen leicht in Ayurveda-Shops, Reformhäusern, Drogerien, Apotheken und bei Online-Anbietern finden.

Ich danke für Ihr Verständnis, Ihre Geduld und Ihr Interesse beim Lesen meines Buchs.

Versuchen, sich selbst zu retten, ist sinnvoller, als hilflos und hoffnungslos auf den Tod zu warten! Möge dieses Buch Ihnen dabei helfen, sich selbst zu helfen!

Susil Kannangara

Mühle 757 | A–6863 Egg
http://susil-kannangara-ayurveda.com

Danksagungen

Gleich an dieser Stelle möchte ich noch ein paar Menschen erwähnen, die mir wichtig sind. Ein großes Dankeschön richte ich an meinen geliebten Vater und an meinen alten Freund – den bekannten Ayurveda-Meister Dr. Alawattegama in Sri Lanka (leider starb er im Jahr 2014, er wollte bei der Veröffentlichung des Buchs dabei sein). Er brachte mir ohne komplizierte Thesen einige wichtige Fakten über den menschlichen Körper und Ayurveda näher, unterstützte mich und zweifelte nie an meinen Gedanken, Fähigkeiten und Wünschen.

1998 lernte ich die Yogalehrerin Nora Braun in Köln kennen. Sie hat mir bei meiner Arbeit sehr geholfen. Mit ihrer Hilfe gelang mir der berufliche Einstieg. Durch sie traf ich eine besondere Person namens Rolf Schaffner auf Mallorca. Er war Deutscher, der dort über vierzig Jahre lebte. Ein herausragender Bildhauer und vor allem ein genialer Lebenskünstler. Er starb vor etwa acht Jahren im Alter von einundachtzig Jahren. Unsere Begegnungen waren immer wunderbar, warm und wunderschön. Die Gespräche mit ihm waren stets gute Lektionen für mich. Ein großes Dankeschön an euch beide, liebe Nora, lieber Rolf.

Lieber Toto, alias Thomas Baumgartner aus Nehren, Tübingen, dir gehört ein sehr großes Dankeschön, weil du derjenige warst, der das erste Vorwort im Jahr 2011 in Sri Lanka korrigierte und mich aufmunterte. Ebenso hat mir Maria Nadolski aus Weingarten sehr dabei geholfen, die ersten drei Kapitel im Jahr 2014 zu korrigieren. Vielen Dank Maria!

Ein schöner Dank gilt den beiden lieben Mädels von Christel und Thomas (meiner Schwägerin Nr. 2 und ihrem Ehemann). Denise wirkte als Fotografin und Nadine als Fotomodell. Eine endgültige Schreibfehlerkorrektur wurde von Margit und Martin Bischofberger (die Cousine meiner Frau und ihrem Mann) durchgeführt – vielen herzlichen Dank ihr Lieben. Meiner Frau Konni gebührt ein großes Dankeschön. Sie hat die ersten sieben Kapitel während unseres Urlaubs auf Kreta gelesen und einige Schreibfehler korrigiert. Eigentlich ist sie der wahre Grund, warum dieses Buch in Österreich veröffentlicht wird. Wegen ihr bin ich zurück in Österreich. Also nochmal, vielen Dank liebe Konni!

Auf meinem Lebensweg habe ich außerdem ein paar Menschen getroffen, die zu mir standen und die ich nie in meinem Leben vergessen kann und darf. Sabrina Kircher, Dr. Doris Berghausen (aus Düsseldorf-Garath, gestorben im Juli 2017), Luise Müller (aus Bonn), Egon und Frau Anneliese Gaupp, Christine Gaupp und Volker Jaissle (aus München). Herzlichen Dank an euch alle.

Ein besonderes Gebiet hat mein Berufsleben in dieser Richtung gedrängt. Das ist der Bregenzerwald. Im Jahr 1996 sollte ich ein Kind, das unter starken Beschwerden im Nacken-Halswirbeln-Bereich und an Sehschwäche litt, ansehen und schauen, ob ich ihm helfen konnte. Das habe ich geschafft und die Verbindung zu dieser Familie besteht heute noch. Auch zum Bregenzerwald.

Die Insel Kreta in Griechenland spielt eine wichtige Rolle in meiner beruflichen Entwicklung. Ich habe dort über sechs Jahre gearbeitet und in dieser Zeit die Insel und vor allem die Menschen kennen- und lieben gelernt. Diese Insel ist für mich fast wie meine zweite Heimat. Heute noch habe ich dort viele Menschen, mit denen mich eine tiefe Freundschaft verbindet. Wie z.B. Manos und Maria Mattheu, Maria Markaki, Silvia Kahn, Betti alias Bethula, Vasilis Nikoletes und beide Besitzer Familien von Manolis Tzortzakis und Georgios Tzortzakis des heutigen Aroma Hotel (ehemals Coriva Village) und Coriva Beach Hotel. Danke an alle!

Seit September 2015 lebe ich wieder in Österreich/Vorarlberg. Um hier beruflich Fuß fassen zu können, haben mich einige Menschen unterstützt. Bestes Marketing entsteht durch Mundpropaganda und ein großer Teil meiner Kundschaft habe ich Marcella Künzler aus Bezau (wir kennen uns seit 1994) und Evelyn Kaufmann-Beer aus Reuthe (Evelyn-Schön sein-Bezau) zu verdanken. Weiters haben mir Eva Brückner aus Egg (Yogalehrerin), Margarethe Broger aus Hittisau und meinen drei Schwägerinnen Karin und Beate Meusburger und Christine Kohler mit ihren Männern Kunden vermittelt. Herzlichen Dank Ihr Lieben.

Lieber Dietmar Köb, nach ein paar PC-Reparaturen hast du mir einen nagelneuen Rechner geschenkt, um das Schreiben dieses Buches ohne Störungen weiter zu schaffen. Für diese großzügige Unterstützung bedanke ich mich recht herzlich bei dir.

Regina Hauser aus Grein an der Donau – Gründerin des »Geh dich frei«-Instituts – hat mir sehr gute Möglichkeit geschaffen, außerhalb vom Bregenzerwald zu arbeiten. Herzlichen Dank liebe Regina.

Durch sie habe ich Manfred Rauchensteiner aus Linz,

Buchautor von »Glücklich leben«, kennengelernt und durch ihn landete ich bei Elmar Weixlbaumer und dem Goldegg Verlag. Vielen herzlichen Dank, lieber Manfred.

Meinen herzlichsten Dank an Elmar Weixlbaumer. Für sein Interesse an diesem Thema, all seinen positiven Feedbacks zu meinem Buch, seine großartige Unterstützung dieses Buchprojekt zu realisieren, und an Verena Minoggio-Weixlbaumer für ihre Mühe bei der, nicht immer einfachen, Lektoratsarbeit zu diesem Buch.

Last but not Least: Liebe Leserinnen und Leser, ich danke Ihnen allen für Ihr Interesse, Ihre Offenheit, dieses Buch zu lesen, und ich wünsche Ihnen, dass es Sie auf Ihrer Reise zu sich selbst und Ihrer Gesundheit weiterbringt.

I. Wer bin ich?
Was bin ich?

Damit Sie mein Leben und Wirken verstehen, möchte ich Ihnen zu Beginn ein bisschen etwas über mich erzählen. Darüber, wie ich aufgewachsen bin, was mich geprägt hat und was mich schlussendlich zu dem gemacht hat, der ich heute bin.

1. Ich, meine Heimat Sri Lanka und ihre Heilkunst

Ich wurde am 27. 9. 1964 in Sri Lanka als zweiter Sohn einer sechsköpfigen Familie geboren und wuchs in einem kleinen Dorf auf, das an ein riesiges Reisfeld außerhalb von Colombo grenzte. Von 1969 bis 1973 besuchte ich eine buddhistische Schule, an der mein Vater Lehrer war. Der Obermönch in dem Tempel war ein sehr berühmter Heiler, den wir »großer Mönch« nannten. Danach studierte ich bis August 1981 an einem College. Niemand war in der Lage vorherzusagen, was aus mir werden würde, obwohl meine Mutter von meinem älteren Bruder erwartete, dass er Ingenieur wird (jetzt ist er ein guter Maurer und Elektriker). Ich sollte Buchhalter und der dritte Sohn Arzt werden (heute ist er Chauffeur). Der jüngste Bruder, Jahrgang 1979, hatte die Freiheit, sein und tun zu können, was er wollte und jetzt ist er ein erfolgreicher wohlhabender Geschäftsmann.

Als ich etwa vier Jahre alt war, konnte ich an einem Morgen plötzlich nicht mehr gerade gehen, weil meine Knie versteift waren. Meine Eltern brachten mich ins Kinderkrankenhaus in Colombo. Fünf Tage lang wurde ich stationär behandelt und meine Beine wurden wieder »normal«. Bei der Entlassung riet der Chefarzt meiner Mutter, mich mindestens sechs Monate lang nur mit ungeschältem Reis und Getreide-Mahlzeiten zu füttern, weil die Getreideschalen sehr wichtige Nährstoffe für die Muskeln, Knochen und Gelenke enthalten. Statt Medizin erhielt ich einige Vitamine. Wie die anderen Kinder musste ich außerdem regelmäßig Lebertran einnehmen. Ich wurde wieder völlig gesund.

Anfang 1976 konnte meine Mutter wegen schwerer Rückenschmerzen nicht aus dem Bett aufstehen und wurde ins Krankenhaus gebracht. Ich war zu diesem Zeitpunkt knapp zwölf Jahre alt. Meine Mutter kehrte nach etwa einer Woche wieder nach Hause zurück, aber ich weiß nicht, welche Art von Behandlungen und Therapien sie im Krankenhaus bekommen hatte. Ihr Zustand war wieder viel besser. Etwa ein Jahr später waren ihre Lungen geschwächt, was immer wieder leichte Asthmaanfälle verursachte. Wie üblich ging sie zum Heiler, zum Ayurveda-Arzt, aber leider war sie sehr ungeduldig und führte die Behandlungen nicht zu Ende, die zu einem natürlichen Heilungsprozess gehören. Als ihre Beschwerden akut wurden, ging sie zu einem Arzt, der sie jedes Mal mit Medikamenten behandelte, welche starken Nebenwirkungen verursachten, ihre Beschwerden jedoch nur für eine kurze Zeit linderten. Es dauerte nicht allzu lange, bis ihre Lungenprobleme sich verschlimmerten und in der Klinik für Lungenkrankheiten eine chronische Bronchitis diagnostiziert wurde. Im Jahr 1978 entfernten die Ärzte in einer vierstündigen Operation eine Hälfte ihres linken Lungenflügels. Das Verrückteste von allem: Weder meine Mutter noch die Ärzte wussten, dass sie zu dem Zeitpunkt schwanger war. Sie musste bereits einige Monate vor der Operation

Medikamente einnehmen, die oft Bauchschmerzen verursachten. Etwa fünf Monate später wurde am 9. Januar mein jüngster Bruder geboren, ohne jede Komplikation. Im selben Jahr im Oktober wurde die restliche Hälfte des linken Lungenflügels entfernt, weil ihr Leben gefährdet war. Obwohl wir selbst und wahrscheinlich auch die Ärzte dachten, dass unsere Mutter nicht mehr lange leben würde, starb sie glücklicherweise erst 33 Jahre später, im Juli 2013.

Die Zeit der Erkrankung meiner Mutter war einerseits eine katastrophale Zeit für uns alle, aber ich hatte andererseits das Glück, den Umgang mit einem Säugling zu lernen und mich um ihn zu kümmern. Mein älterer Bruder und ich kochten auch oft zu Hause. Obwohl mein jüngster Bruder schon im Mutterleib mit der starken Medizin in Berührung gekommen war, hatte er als Nachwirkungen als Kind nur ein paar Polypen in der Nase, die ohne Operation durch eine einzige Nasenspülung von einer bekannten Ayurveda-Ärztin entfernt wurden. Ansonsten war er gesund und ungewöhnlich groß. Leider wurde jedoch seine Sehkraft schon im Teenageralter schwächer, und um eine mögliche künftige Blindheit zu vermeiden, bekommt er regelmäßige Behandlungen.

Sobald ich die Schule im August 1981 abgeschlossen hatte, begann ich in einem Hotel, dem »Yala Safari Beach«, als Lehrling zu arbeiten.

Neben unserem Haus befand sich eine kleine Hühnerfarm. Ich erinnere mich gut, wie der »große Mönch« (ein sehr guter Heiler, der die Kranken kostenlos behandelte) meiner Mutter einmal geraten hatte, für einige Monate nicht mehr im Hühnerstall zu arbeiten und die Hütte für die Hühner von unserem Haus zu entfernen. Aber meine Mutter war zu eigensinnig, um seinem Rat zu folgen. Heute weiß ich, warum der Mönch ihr diesen Rat gegeben hatte. Menschen, die an einer Bronchial-Lungenerkrankung leiden, sollten keinesfalls in Geflügelfarmen arbeiten, da bei solchen Krankheiten der mit Federspitzen von Tieren vermischte Staub sehr schädlich sein kann. »Katzenhaarspitzen sind auch schädlich, besonders für Kinder«, sagte der große Mönch. Das kann ich bestätigen, denn als Vierzehnjähriger litt ich über ein Jahr lang an Katarrh. Katarrh ist eine Entzündung der Schleimhäute des Atmungssystems, die mit einer erhöhten Sekretion von wässrigen oder schleimigen Sekreten verbunden ist. Meine Nase lief, ich musste dauernd niesen und hatte ständig brennenden Augen (fast wie bei einem Heuschnupfen). Auch der Kopfdruck war wirklich unerträglich. Zu baden oder Haare zu waschen ist nahezu unerträglich, wenn man an dieser Krankheit leidet.

Als meine Mutter krank war, hatte ich jeden Morgen die Hühner zu versorgen, bevor ich in die Schule ging, obwohl ich manchmal etwas verschleimt war. Die Behandlungen mit Kräuterabkochungen und Inhalationen dauerte mehrere Monate. Während dieser Zeit verzichtete ich auf Milchreis mit Kokosmilch sowie auf einige andere Lebensmittel wie Thunfisch, Meeresfrüchte, Schweine- und Rindfleisch sowie auf Gemüse- und Obstsorten, welche die Schleimbildung erhöhten. Danach riet mir der Heiler, täglich im Meer zu baden. Salzwasser reinigt die Lungen und Bronchien. Schließlich verschwand die anstrengende Krankheit, aber als Folge blieb mir bis heute eine leichte Schwäche der Lunge und Bronchien, wenn ich nachlässig esse und trinke. Kaltes Bier, Käse oder Milchkonsum sowie Eis, kalte Speisen oder Getränke in den späten Abendstunden können mir immer noch Schwierigkeiten verursachen. Auch wenn ich eine längere Reise in einem klimatisierten Bus unternehme und keine Mütze trage, kann es bei mir schneller zu einer Schleimbildung kommen als bei anderen Menschen. Nun habe ich eine sehr gute Teemischung die mir bei solchen Situationen als Prophylaxe hilft.

Als Teenager konnte ich damals nicht verstehen, warum

nur die linke Lunge meiner Mutter krank geworden war, wenn es doch zwei Lungenflügel gibt? Auch in der Nachbarschaft gab es einseitig gelähmte Menschen oder Menschen mit Krampfadern, aber diese traten nie am ganzen Körper oder beiden Beinen gleichmäßig auf. Weder mein Vater noch der große Mönch konnten die Frage nach dem Warum für diese Einseitigkeit eindeutig beantworten, sie meinten aber, es könne mit früheren Eingriffen und Durchblutungsstörungen zusammenhängen. Der erste Teil dieser Begründungen hätte auch gut gepasst, weil meine Mutter als kleines Kind wie ihr Bruder an einer unerklärlichen Krankheit gelitten hatte und beinahe gestorben wäre.

Ich konnte tatsächlich kaum jemanden finden, der an allen Seiten gleichmäßig erkrankt war, zum Beispiel an beiden Nieren oder Lungenflügeln, Leber und Magen, gleichzeitig an Zähnen auf der rechten oder linken Seite oder Ohrenschmerzen in beiden Ohren hatte. Auch Beschwerden der Augen und Schmerzen der Arme, Beine, Hände, Knie, Füße, Nacken und Schultern traten zuerst jeweils nur einseitig auf.

Diese erstaunliche Tatsache weckte ein erstes Interesse für das Fundament der Heilung und die Heilmethoden, weil ich eine Antwort auf dieses Phänomen finden wollte: Was kann der Grund dafür sein, dass die Menschen oft unter einseitigen Beschwerden leiden und wie kann man dies verhindern? Zu dieser Zeit hatte ich allerdings noch gar nicht vor, die Heilungsmethoden zu lernen oder Menschen zu heilen.

Der heutige Ayurveda-Boom war zu diesem Zeitpunkt auch noch nicht erkennbar. Unsere Naturheilmethoden in Sri Lanka wurden damals hauptsächlich unter »Helawedakama« praktiziert, eines der ältesten Behandlungssysteme der Welt, aus den traditionellen Methoden der Ureinwohner (Sinhalesen) entwickelt. Unter Einfluss der Kolonialherrschaft und Indien sind sie staatlich unter der Bezeichnung »Ayurveda« anerkannt worden. (Helawedakama bedeutet: Hela = Volks/Eigenes, Wedakama = Art der Behandlungsmethoden.) Wenn es um ein Menschenleben geht, ist es wichtig, dass Therapeuten oder Heiler über den menschlichen Körper und sein System gut Bescheid wissen. Dafür musste man in Sri Lanka nicht unbedingt eine Akademie besuchen. Als Assistent oder Helfer sammelte man ausreichendes Wissen bei erfahrenen Menschen. Massage ist zum Beispiel bei allgemeinen Verspannungen geeignet, aber keine Behandlung für jede Art von Gelenk- oder Muskelschmerzen sowie Kopfschmerzen, bis man die genaue Schmerzursache gefunden hat. Wenn eine Massage Erfolg hatte, wurde sie in der richtigen Richtung mit dem richtigen Druck und mit einem geeigneten Öl oder Balsam durchgeführt. Für jede Art von weiteren Anwendungen oder Behandlungen ist es dabei wichtig, die genauen Anweisungen der erfahrenen Fachleite zu befolgen.

Es gibt immer noch einige Menschen (ohne Titel von Akademien) in Sri Lanka, die unvorstellbares Wissen zu Heilpflanzen und Heilmethoden haben und über einen enormen Erfahrungsschatz verfügen. Einige Methoden waren unglaublich. Obwohl ich nicht an die Wirkungen und die Macht der Mantras (wobei es sich dabei nicht um jene handelt, die man hierzulande auf CDs anhören kann) und an einige andere Rituale glaubte, war die spirituelle Kraft, die dieses Leben hervorbringen kann, wie ein Wunder. Ich wollte mir auch gerne etwas von diesem Wissen aneignen, doch der große Mönch meinte, ich solle meine eigene Methode nach meinen Wünschen und Visionen entwickeln. Er sagte: »Wer lehrte die Menschen, wie man einen Elefanten fängt, ihn zähmt und trainiert, um das riesige Tier dann als seinen Arbeiter einzusetzen? Mehr oder weniger hat fast jeder diese Kraft und die Fähigkeit und sie sollten entsprechend verwendet werden.« So musste ich mich mit meinen Interessen beschäftigen, um die Klarheit über meinen weiteren Weg zu bekommen.

2. Auf dem Weg zur Klarheit über unsere Gesundheit

In meinem Land habe ich verschiedene Jobs ausgeübt. Ich arbeitete in der Hotellerie und Gastronomie, in Reisfeldern, als Handelsvertreter, als unabhängiger Reiseführer und in den ersten drei Ayurveda-Zentren. Gelegentlich besuchte ich einige ländliche Gesundheitszentren. All diese Aktivitäten haben mir geholfen, viele verschiedene menschliche Charaktere kennenzulernen und das gab mir genug Chancen, viel über das menschliche Leben, einschließlich meines eigenen, zu lernen, was eine gute Grundlage für meine künftigen Tätigkeiten darstellte. Ich hätte nie gedacht, dass ich jemals in der Lage sein würde, einen menschlichen Körper zu »lesen« oder einem Kranken zur helfen. Zu diesem Zeitpunkt hatte ich allerdings keine präzise Vorstellung in dieser Hinsicht und keine Ahnung, was ich mit meinem Wissen und meinen Fähigkeiten konkret tun wollte.

Ich habe gesehen, wie die Menschen krank wurden und unter den damit verbundenen Beschwerden litten. Gleichzeitig erlebte ich aber auch ihre unzähligen Wünsche an das Leben, die wohl am besten als Habgier beschrieben werden könnten. Mit all meinen Erfahrungen, die ich mit Menschen gemacht hatte, landete ich schließlich in Europa. Die Menschen, ihre Lebensstile und ihre Gewohnheiten unterscheiden sich wesentlich von jenen der »Inselbewohner«, mit denen ich bis dahin zu tun gehabt hatte. Damit meine ich vor allem die Unterschiede zu den asiatischen Menschen und ihren Gewohnheiten. Es war für mich gar nicht einfach, hier Fuß zu fassen. Doch ich versuchte, das Beste aus dieser Situation zu machen, und das war gar nicht so einfach. Einige Freundschaften und Bekanntschaften unterstützten mich glücklicherweise sehr gut dabei. Diese schwierige Anfangszeit war daher eine weitere Lehrzeit, um die Menschen auch hier besser verstehen zu lernen. Die Erkenntnisse daraus verstärkten meine Gedanken und führten mich dazu, dieses Buch zu schreiben. Dank an alle für die intensive Einarbeitungszeit!

Ich habe schon erwähnt, dass mich die Symmetrie des Körpers und seine unterschiedliche Beanspruchung in Krankheitsfällen schon früh fasziniert haben. Dieses Interesse blieb mir während all der Zeit erhalten und ich beobachtete diesen Zusammenhang, wo immer ich lebte. Auch in Europa habe ich zum Beispiel keine Frau gesehen, die von Anfang an Tumore oder Krebs in beiden Brüsten hatte. Nur sehr selten habe ich jemanden gefunden, der beidseitig kranke Organe hatte. Und auch in diesen Fällen zeigten sich nicht mal von Beginn an Krampfadern oder Rheuma gleichermaßen an beiden Beinen. Abgesehen von diesen Beobachtungen war natürlich klar, dass Viruserkrankungen, Bakterien, Toxine oder Unfälle sehr wohl den ganzen Körper beeinträchtigen können.

In Bezug auf die menschliche Gesundheit kam ich zu diesen Schlussfolgerungen:

1. Von Kindheit an wird unser Körper aus vielen verschiedenen Gründen verdreht und gekrümmt und dies kann körperliche Beschwerden verursachen.

1. Unregelmäßige Mahlzeiten, der tägliche Verzehr von schädlichen Produkten, einschließlich Lebensmitteln und Medikamenten, der Einfluss unreiner Luft und ungesunder Aktivitäten können viele Krankheiten verursachen.

2. Wenn es uns gelingt, die Geradheit des Körpers zu schützen, eine auftretende Schiefheit des Körpers schnell wieder zu korrigieren und die giftigen, schädlichen Stoffe, durch die Reinigung der Gedärme, Nieren, Blase und Leber regelmäßig vom Körper zu entfernen, werden viele Beschwerden und Krankheiten nicht auftreten. Und falls doch, ist dies meist leicht behandelbar.

3. Einen gesunden Körper gesund zu halten, ist überhaupt nicht kompliziert, und wir brauchen nicht unzählige verschiedene Produkte oder Aktivitäten dafür. Doch die Entgiftung oder die Reinigung des Körpers ein- oder zweimal im Jahr allein reicht nicht mehr.

Diese Schlussfolgerungen sind die grundlegenden Themen, die ich in verschiedenen Kapiteln und Unterkapiteln behandle.

3. Mit Buddhas Lehre zu Erkenntnissen über das Leben

In mir steckte seit jeher ein »wilder, junger Alter«. Schon als Kind glaubte ich nicht an bestimmte Erklärungen oder Theorien, die meist blinden Glauben voraussetzten. Vermutlich verhielt ich mich in den Augen der anderen mit dieser Einstellung unmöglich, aber ich vertraute auf diese kontinuierlichen Beobachtungen und meine intuitiven Erkenntnisse. Klarheit und Gerechtigkeit waren stets die wichtigsten Gradmesser für mein Vorgehen. Mein Verhalten gegenüber anderen wirkte oft ein wenig rau, unfreundlich und sogar rücksichtslos, wenn ich etwas als unvernünftig oder unfair empfand. Ich war erfahrungslos, aber doch immerhin sehr viel unterwegs gewesen. Das war wie bei einem Reisenden, der ohne ausreichende Ausrüstung versucht, bis an sein Ziel zu gelangen. Im Vorhinein an alles zu denken und detailliert zu planen, war sowieso noch nie mein Ding gewesen. Erst einmal hin und schauen, ob mir eine Situation passte, lautete meine Devise. Für mich war das Leben sehr lustig und interessant, aber manchmal auch wie ein kompliziertes Puzzle, wenn ich versuchte, Klarheit zu bekommen. Je mehr ich über mein Leben nachdachte, desto schwieriger war es, es zu verstehen.

Um andere Menschen besser zu verstehen, begann ich, mich mit den wahren Lehren und Ratschlägen Buddhas zu beschäftigen. Ich war auf der Suche nach tiefgreifenden Erkenntnissen über das Leben. Buddhas Weisheiten sind in diesem Zusammenhang eine wirklich geniale Lehre, die direkt von einem Menschen kamen.

Buddha ermahnte die Menschen, niemals Zuflucht und Hilfe bei irgendeinem anderen zu suchen. Er lehrte nicht nur die Gedankenfreiheit, sondern auch die Duldsamkeit. Die Zweifel der Menschen aufzulösen, steht in seiner Lehre im Mittelpunkt. Nach seiner Lehre wird reiner Glaube verschwinden, sobald man deutlich sehen kann, ebenso wie der Zweifel. Ganz nach dem Motto: »Sobald die Wahrheit angekommen ist, ist die Lüge verschwunden.«

Die buddhistische Lehre erklärt: »Wir sind das, was wir denken. Alles, was wir denken, entsteht mit unseren Gedanken. Mit unseren Gedanken erschaffen wir die Welt. Sprich und handle mit unreiner Gesinnung, und Leid wird dir folgen.« Ich stimme dem zu. Es ist wirklich die Kontrolle des Geistes und der Gedanken, die das Leben von Menschen glücklich macht. Auch ich bin allerdings noch nicht in der Lage, diese Ebene vollständig zu erreichen. Aber ich arbeite an mir. Wenn Sie an dieser Lehre weiterführendes Interesse haben, empfehle ich Ihnen das Buch »Was der Buddha lehrt« von Walpola Rahula.

Erst vor ein paar Jahren gelang es mir, etwas mehr an zurückhaltenden Gedanken und harmonischem Verhalten zu entwickeln. Diese Entfaltung gab mir mehr Unabhängigkeit und mir wurde unmissverständlich klar, dass außer mir niemand anders verantwortlich war für die Dinge, die in meinem Leben schiefgelaufen sind. In der Zeit, in der ich in den Hotels gearbeitet hatte, gehörten auch Alkohol und Nikotin zu meinem Alltag und ich hatte eine Menge Spaß. Wenigstens habe ich in dieser Zeit regelmäßige Darmreinigungen und Entgiftungen gemacht, um meinen Körper sauberzuhalten. Durch den Alkohol- und Nikotinkonsum habe ich also auch praktische Erfahrungen mit diesen Seiten des Lebens gemacht. Mir wurde dadurch allerdings auch klar, dass wir uns diesen Bereichen nicht ausufernd widmen dürfen, weil sie rasch überhandnehmen und die Kraft der »Batterie der Organe« schwächen. Heute kann ich kaum noch glauben, dass ich einmal so gelebt habe. Ich denke manchmal: »Verdammt, weshalb ist mein Leben damals so verlaufen?« Oder: »Wie gut konnte ich manche Probleme lösen?« Oder: »Wie dumm bin ich manchmal gewesen?«

Menschen legen sich viele Erklärungen zurecht, um sich ihr Schicksal, ihre Zukunft, zu erklären, das, was in ihren Leben passiert ist, oder darüber, wie das Leben und das Sterben in den verschiedensten Bereichen und die Menschen überhaupt funktionieren. Einige dieser Aussagen werde ich nie vergessen. Und auch Sie haben bestimmt schon einige davon gehört.

Sie lauten zum Beispiel:

- »In diesem Leben kassieren einige Menschen Zinsen und Profite für ihre früheren Investitionen, während die anderen nur ihre Schulden zurückzahlen.« Sie nennen es auch Karma.

- »Es ist meistens leicht zu erkennen oder zu lernen, ob ein Tier giftig, gefährlich oder harmlos ist. Aber zu erkennen, wie giftig, gefährlich oder harmlos ein Mensch ist, ist nicht so einfach. Die Natur einer Person ist zunächst undefinierbar.«

- »Die Menschen und ihre Waffen töten mehr Menschen als Tiere, Krankheiten oder Naturkatastrophen.«

- »Obwohl die Tiere keine Religion, keinen Glauben an Götter oder viele Tempel haben, sind sie nicht gewalttätiger oder gieriger geworden. Ein Löwe tötet ein Tier nicht zum Spaß, und ein Elefant schlägt kein Tier nur, weil er ein Riese ist. Aber die Menschen!?«

- »Wenn du zur Welt kommst, freuen sich die anderen. Wenn du stirbst, trauern die anderen.«
- »Du kommst mit leeren Händen an. Du gehst mit leeren Händen weg.«
- »Mein und Dein existieren nur so lange, wie ich und du existieren.«
- »Wenn du denselben Fehler mehr als dreimal wiederholst, dann ist das kein Fehler mehr, sondern eine von deinen Gewohnheiten.«
- Mir gefällt vor allem der schwäbischen Spruch: »Dumm darf man sein, aber nicht unpraktisch!«

All diese Aussagen sind absolut korrekt, denke ich. Mein persönlicher Glaube und meine Überzeugung vom Leben lauten zum Beispiel, dass jemand, der wenige Wünsche hat, das Leben besser genießt als derjenige, der viele Wünsche hat. Und wie lautet Ihre Überzeugung?

Heute verstehe ich, wie ein vernünftiges und zufriedenstellendes Leben aussieht. Egal wie lange es dauert: Wer versteht, dass sein Verhalten falsch war oder er unrecht und die anderen recht hatten, für den ist manchmal nur eine aufrichtige Entschuldigung nötig, um Harmonie, Zufriedenheit und innere Freude wiederherzustellen. Und diese Harmonie eliminiert die bösen Gedanken eines Menschen und gleichzeitig viele Krankheiten.

Manchmal ist auch das Umgekehrte erforderlich. Es ist nicht immer einfach, den richtigen Ton und den passenden Zeitpunkt zu finden, zu jemandem »Nein« zu sagen. Es zählt mit zum Schwierigsten, einen Mitmenschen mit seinen Ansprüchen abzulehnen. Aber wir sollten versuchen, das zu lernen und zu üben, ein respektvolles »Nein« richtig einzusetzen, denn es macht das Leben und die Umgebung eines Menschen friedlich und glücklich.

Obwohl es nicht einfach war, habe ich mittlerweile ein

bisschen mehr über das menschliche Leben gelernt und verstanden, und bisher bin ich sehr glücklich über die Aufklärung, die ich gefunden habe, auch über mein eigenes Leben.

Was habe ich bis jetzt verstanden? Das möchte ich gerne an dieser Stelle mit Ihnen teilen:

1. Die einzig sichere Sache im Leben eines Menschen ist sein Tod. Alle Pläne können zu jeder Zeit ohne Vorwarnungen platzen – wie die Seifenblasen, die im einen Moment noch durch ihre faszinierende Form, Leichtigkeit und Farben erstrahlen und durch die Luft schweben und im nächsten Moment einfach nicht mehr da sind.

2. Oft können wir den Kern, den Grund und den Ursprung vieler Ereignisse in unserem Leben nicht verstehen. Aber:

3. Unser Leben folgt einem geheimen Plan.

Falsche Entscheidungen sind unausweichlich. Doch sie bringen andererseits auch Erfahrungen und lehren, wie wir uns richtig entscheiden können. Die richtigen Entscheidungen führen uns zum Erfolg und schenken uns mehr Ruhe, Freude und Harmonie im Leben.

Ich bin davon überzeugt, dass das Leben nach einem »Plan« verläuft. In diesem Plan ist angelegt, wie viel Leiden, Schmerz und wie viele Verluste, aber auch wie viel Erfolg und Freude wir im Leben erfahren. Er beinhaltet außerdem, wie lange Dinge zu uns gehören, welche wichtigen Entscheidungen wir treffen, welcher Art von Menschen wir begegnen und wann das Ende des Lebens eintreten wird. Diesen Plan können wir auch als »System« bezeichnen. Ich beschäftigte mich schon lange mit dieser Idee eines Lebensplans oder eines Systems. Nach und nach verschwand die ursprüngliche Idee, dass es einen allmächtigen Schöpfer geben müsste, spurlos.

Manche meiner Kunden und Bekannten fragen mich, wer diesen Plan für uns entworfen hat. Meine Antwort lautete: Derjenige, der befahl, dass die Äpfel nur von den Ap-

felbäumen stammen sollten sowie die Rosen nur von Rosen-
pflanzen! Dass Hunde bellen und Katzen miauen sollten,
sowie jede Kreatur einen spezifischen Klang haben sollte
und dass gewisse Schlangen über solch hohes Gift verfügen sollten, dass sie Menschen töten können. Alles folgt
einem wunderbaren rein natürlichen Plan und funktioniert
auf dieser Welt nach einem bestimmten System. Würde
ein Apfelbaum gleichzeitig Erdbeeren, Pflaumen und andere Früchte tragen, wäre dies ein Systemfehler. Wenn ein
Hund miaut, ebenso. Dies ist meine Meinung und mein
fester Glaube. Natürlich ist es nicht so einfach, alles auf
einmal zu erfassen. Es ist, als würde man versuchen herauszufinden, wer dahintersteckt, um all die Planeten in
Bewegung zu halten und die Abstände zwischen ihnen zu
kontrollieren.

Die Wege zur Erkenntnis sind lang und fordern uns heraus. Wenn wir das Leben mit einer Reise vergleichen, dann
gilt der Grundsatz, dass wir eine weite Strecke zurücklegen
müssen, um unsere Grenzen kennenzulernen. Es ist wie: Um
zu erleben, wie tief der Fluss ist, muss man hineinspringen.
Wer lernen will zu bremsen, sollte zuvor Geschwindigkeit
aufnehmen, sollte laufen, fahren oder reiten. Natürlich darf
man es dabei mit der Geschwindigkeit nicht übertreiben. Ich
glaube außerdem, dass es nur ein Glück im Leben gibt. Wir
sagen oft und in unterschiedlichen Zusammenhängen: »Ich
habe Glück gehabt« – doch nach meiner Überzeugung sind
alle diese glücklichen Ereignisse bereits in diesem *einen* Glück
enthalten. Wenn Sie sorgfältig damit umgehen, kann es vielleicht etwas mehr Glück als Belohnung (Bonus) geben. Das
funktioniert wie mit positiven und negativen Gedanken. Positive Gedanken bringen positive Ereignisse, negative Gedanken bringen negative Ereignisse. Manchmal verhält es sich allerdings auch wie bei einem Lottospiel. Nur wer überhaupt
Lotto spielt, kann etwas gewinnen, aber nicht jeder gewinnt.
Wenn aber in Ihrem Lebensplan ein Gewinn fest vorgesehen

ist, dann können Sie sogar gewinnen, wenn Sie gar nicht selbst spielen, sondern einen Lottoschein geschenkt bekommen.

Auch wenn ein Leben unter schlechten Bedingungen startet, kann unser Lebensplan eine Wendung vorsehen. Abraham Lincoln hatte zum Beispiel eine sehr harte Kindheit gehabt, aber sein Lebensglück führte dennoch dazu, dass er der Präsident der USA wurde, während das Leben mit seiner Frau wegen ihrer Stimmungsschwankungen und Depressionen dagegen nicht unter dem gleichen glücklichen Stern stand.

Ich darf wohl sagen, dass mein Glück mich immer noch am Leben erhält. Die Zeit in Sri Lanka nach 1983 war sehr gefährlich gewesen. Brutale Bombenanschläge und Selbstmordattentate ereigneten sich bis 2009 fast überall im Land. Dazwischen gab es ein katastrophales Aufbegehren zwischen 1987 und 1990, wodurch etwa 40.000 Menschen (etwa achtzig Prozent waren junge Leute) das Leben verloren haben. Ohne das nötige Glück wäre ich mindestens viermal gestorben.

Einen Wendepunkt in meinem Lebensplan stellte eine besondere Begegnung dar: Als ich 1998 in Bergheim lebte, durfte ich eine bekannte Orthopädin aus Düsseldorf kennenlernen. Im Hause ihrer Eltern lag ihr Vater nach einigen Schlaganfällen im Koma auf dem Sterbebett und die Familie wollte sich vor seinem Tod von ihm verabschieden. Sie war völlig überzeugt, dass ich ihn aus dem Koma holen konnte, und holte mich eines Mittags zu ihm. Nach einigen Therapien für Kopf und Nacken, Füße und Hände erwachte er tatsächlich nach einigen Stunden noch am selben Abend. Die Familienmitglieder waren glücklich, weil sie sich von ihm verabschieden konnten. Am nächsten Tag besuchte ich ihn und begrüßte ihn. Nach etwa weiteren sieben Tagen starb er, verabschiedet von seinen Liebsten. Im Herbst desselben Jahres eröffnete ich mein erstes Ayurveda-Studio in ihrem Elternhaus in Düsseldorf und begann, ganztägig mit dem menschlichen Körper zu arbeiten.

Auch meine spätere Zeit in Kreta zwischen 2002 und 2007 prägte meinen beruflichen Weg entscheidend mit. Während der Saison gab es eine große Anzahl an Kunden mit den unterschiedlichsten Beschwerden, wie zum Beispiel: Schmerzen an Gelenken und Knochen, Kopfschmerzen und Augenbeschwerden, Kieferprobleme, Rückenschmerzen, Migräne, Herzrhythmusstörungen und weiterer Herzbeschwerden, Tinnitus, Schlaflosigkeit, Verdauungsstörungen, Schwindelanfälle, Knoten in Brüsten im Zusammenhang mit verkapseltem Oberarmmuskelgewebe bei Frauen, Blasenentzündungen, Beschwerden am Unterleib, schiefe Becken usw. Anhand dieser Fälle bekam ich die beste Möglichkeit, meine Methoden weiterzuentwickeln und ihre Wirkung zu bestätigen.

Als ich im Jahr 2008 nach Österreich kam, konnte ich durch die Unterstützung von Johanna Weichselbaumer von den Vienna International Hotels mein eigenes Programm in Loipersdorf im Hotel »Conference and Spa« anbieten. Die wundervolle Zeit dort, mit vielen tollen Kollegen und vor allem der guten Unterstützung der ehemaligen Hoteldirektorin Sonja Fassl, bleiben mir unvergessen.

Diese schöne Zeit endete in der Mitte des Jahres 2009 mit der Finanzkrise und mein Lebensplan bescherte mir eine schwierige Phase, die mich im Oktober 2010 für gut drei Jahre nach Sri Lanka zurückführte. Dort genoss ich ein schönes friedliches Leben auf einem kleinen Inselgrundstück inmitten eines riesigen Reisfeldes. Toto, alias Thomas Baumgartner, verbesserte die erste Fassung meines Vorworts zu diesem Buch, als er für etwa vier Wochen bei mir wohnte.

Obwohl ich dachte, dass ich sicher nicht nach Österreich zurückkehren würde, sah mein Lebensplan im Jahr 2013 doch eine Rückkehr vor. Deshalb bin ich seit 2015 wieder in Österreich und das Unglaublichste ist, dass ich in der Region lebe, die vor 21 Jahren entscheidend dafür war, mich beruflich in dieser Richtung zu betätigen.

II. Unser Körper ist ein Wunder

Die Dienste, die unser Körper mit seinen Systemen für uns leistet, sind enorm effizient und unglaublich. Wir können sie nicht hoch genug bewerten.

Stellen Sie sich nur vor, wie es wäre, wenn wir überhaupt nicht schlafen könnten? Oder nicht hungrig oder durstig wären? Oder überhaupt nicht schwitzen, urinieren oder ausscheiden könnten? Oder Gerüche und Farben nicht erkennen könnten? Hitze oder Kälte nicht spüren könnten? Kein Geschmacksempfinden hätten oder unsere Mitmenschen nicht erkennen könnten? Oder wenn wir uns selbst aktiv um all diese Dienste inklusive des Ein- und Ausatmens kümmern müssten? Wo sind die Speicherkarten, und das Drehbuch und die Bühne all dieser Träume?

Seien wir uns also dieses unermesslichen Wunders »Körper« stets bewusst! Es ist nicht selbstverständlich. Wir dürfen ihn und seine Organe nicht mit unseren ungesunden Gewohnheiten belasten. Das ist respektlos und verursacht Krankheiten oder Unzufriedenheit. Um Krankheiten abzuwehren, müssen wir uns mit großer Dankbarkeit für seine Dienste viel mehr um unseren Körper kümmern als um das teure Auto, den Hund oder andere Vermögenswerte oder populäre Beschäftigungen.

1. Eine einfache Erklärung über unseren Körper

Der menschliche Körper ist ein wunderbarer Schöpfungsakt der Natur. Sein Mechanismus ist sehr subtil und durchdacht und bis heute verstehen wir viele seiner Funktionen nicht richtig. Von der Geburt bis zum Tod arbeiten das Gehirn und die inneren Organe des menschlichen Körpers unaufhörlich. Im Laufe dieser Aktivitäten wird eine große Anzahl von Zellen (die verschieden lange Lebensdauer haben) von unserem Körper verbraucht, abgenutzt und stirbt schließlich. Bald werden die abgestorbenen Zellen aber durch neue ersetzt.

Damit sich neue Zellen bilden können, wird Nahrung benötigt. Ernährung ist für den Körper ebenso wichtig wie der Treibstoff für ein Auto, um die Funktionen kontinuierlich auszuführen und genügend Energie für die tägliche Arbeit (Bewegungen und Konzentration) bereitzustellen. Das Essen erzeugt also dringend benötigte Energie für den Körper. So wie wir regelmäßig ein Kraftfahrzeug reinigen und reparieren, um ein maximales Funktionieren ohne größere Schäden zu gewährleisten, müssen wir den Körper regelmäßig reinigen und pflegen, um ein gesundes, langes Leben ohne schwere Krankheiten zu genießen. Aber unser Körper braucht etwas mehr als ein Auto. Lediglich Schrauben zu befestigen wie an Autos oder Möbeln funktioniert nicht mit unserem Körper. Viele Tätigkeiten, die wir im Rahmen unserer Berufstätigkeit ausüben, belasten unsere Körperstruktur oft einseitig mit Drehen oder Druck. Versuchen Sie einfach einmal, die Pfeffermühle mit jener Hand zu drehen, die Sie üblicherweise nicht dazu verwenden. Sie werden sofort verstehen, wie unterschiedlich die Kräfte der beiden Seiten des Körpers sind. Die ungleich ausgebildeten Kräfte der beiden Körperseiten können jedoch durch entsprechende Übungen ausgeglichen werden, um die Stabilität des Körpers zu gewährleisten. Dazu aber später. Nur so haben wir die Garantie, dass die inneren Organe und die Gefäße genug Platz haben, um ihre Aufgaben im idealen Ausmaß zu erfüllen. Ansonsten werden die Muskeln, Sehnen, Knochen und Haut, die unseren Körper zusammenhalten, unterernährt und schief. Unser Körper verfügt über verschiedene Muskeln, Knochen, Sehnen, Organe (26) und ist »verdrahtet« mit Blutgefäßen, die im aneinander gereihten Zustand angeblich eine Länge von ca. 100.000 Kilometer aufweisen würden. Röhren, wie Speise- und Luftröhre, Harnleiter und Eileiter, ergänzen unseren wundervollen Mikrokosmos. Über 650 Muskeln befinden sich fast überall im Körper. Von den insgesamt 206 Knochen hat der menschliche Schädel allein 22. Der kleinste menschliche Knochen ist der »Steigbügel« im Mittelohr, der nur etwa drei Millimeter lang ist und drei Milligramm wiegt. Der größte Knochen des Menschen, der Oberschenkelknochen, ist etwa 46 Zentimeter lang.

Wir können den menschlichen Körper in drei große »Abschnitte« teilen: Kopf, Torso und Extremitäten.

1. Der Kopf, der auf dem Hals aufsetzt (mit Augen, Ohren, Mund, Zunge und Lippen, Nase und Gehirn), steuert die gesamten Handlungen und Funktionen des Körpers.

2. Die rechteckige »Box« in der Mitte, der Torso, auf dem das Becken aufbaut und der von der Haut bedeckt ist, besteht aus den Rippen, dem Brustbein, den Schulterblättern, der Wirbelsäule mit dem Rückenmark und dem Steißbein. Im Torso befinden sich Organe, Drüsen und Röhren, die für alle Atem-, Kreislauf-, Verdauungs- und Ausscheidungssysteme und deren Funktionen zuständig sind.

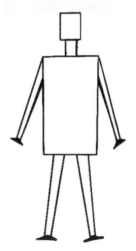

3. Die Beine und Arme, die mit den Hüften und Schultern verbunden sind, helfen, diese »Box« mit dem Kopf zu bewegen.

2. Stark sein – physisch und psychisch

Wir Menschen verfügen über viele verschiedene Stärken. Unsere gesamte Existenz hängt von ihnen ab. Dennoch sind all diese unterschiedlichen Stärken im Grunde nur zwei Kategorien zurechenbar, zwei verschiedenen Stärken: der physischen und der psychischen.

Physische Stärke wird durch gutes Essen, Bewegung, Körperübungen mit Hanteln, Schwitzen, angemessenen Ruhepausen und geeigneten Anwendungen aufrechterhalten. Wenn keine Organe krank sind, kann ein vorübergehendes Ungleichgewicht schnell überwunden und das Gleichgewicht wiederhergestellt werden. Wenn Sie zum Beispiel seit Monaten unter hohem Stress bei der Arbeit leiden, sich im Zuge dieser Beanspruchung schlecht ernährt haben, also nur unregelmäßig und ungesunde Lebensmittel gegessen haben, keine Zeit für Bewegung hatten und die Muskeln deshalb schwach und steif sind und Sie zudem nur schlecht oder zu wenig geschlafen haben, müssen Sie wieder zu Ihrer Balance finden. Sobald diese Phase der hohen körperlichen Beanspruchung vorbei ist, buchen Sie sich am besten einen sieben- bis vierzehntägigen Urlaub in einem guten Wellness- oder Spa-Hotel, um Ihren Körper durch gezielte Behandlungen und gute gesunde Nahrung wieder zu stabilisieren. Schalten Sie Ihr Mobiltelefon aus und versuchen Sie, länger zu schlafen. Vermeiden Sie Alkohol und Nikotin und beschäftigen Sie sich mit Ihrer Fitness. Gönnen Sie sich Erholung! Sie werden sich rasch besser fühlen und Ihr Körper kann wieder genügend Kraftreserven aufbauen, damit Sie Ihre Arbeit zu Ihrer Zufriedenheit fortsetzen können. Sie können sich natürlich auch zu Hause erholen, wenn es dort möglich ist. Alles, was Sie brauchen, sind Ruhe, ein guter Therapeut und ein guter Koch.

Die psychische Stärke wird hauptsächlich durch ausreichenden Schlaf, ruhige Atmosphäre, Meditation und einen stressfreien Lebensrhythmus genährt. Wenn sie in ein Ungleichgewicht geraten ist, brauchen Sie viel mehr Zeit und andere Unterstützungsmethoden, um sie wieder ins Gleichgewicht zu bringen als bei rein körperlicher Unausgeglichenheit.

Bei diesen beiden Stärken spielt auch der kongenitale Einfluss eine große Rolle, also jene Eigenschaften, die beim Menschen bereits von Geburt an angelegt sind. Ein Kind, das beispielsweise aufgrund von Schwangerschaftskomplikationen vorzeitig geboren wurde, kann, wenn es gut versorgt wurde, trotzdem gesund und stark wachsen, während ein anderes Kind verwundbar und schwach ist, obwohl es ohne Komplikationen geboren und ebenfalls gut versorgt wurde.

Es gibt Menschen, deren psychische Konstitution es erlaubt, dass sie jede Katastrophe fast ohne zu leiden durchstehen, während andere unter ähnlichen Umständen sehr leiden, weinen, Depressionen bekommen, die so weit führen können, dass sie mit Selbsttötungsgedanken verbunden sind. Manche wissen sogar keinen anderen Ausweg, als sich selbst umzubringen.

Normalerweise sind die beiden Stärken, die physische und die psychische, eng miteinander verbunden und man weiß nicht, wie sie einander bedingen, so wie bei der Frage, was zuerst dagewesen ist, das Ei oder das Huhn.

Das Physische und das Psychische sind also miteinander verknüpft. Überlegen Sie: Durch fröhliche, schöne und lustige Nachrichten, Ereignisse oder Erlebnisse verlieren wir kaum den Appetit. Bei erschreckenden, traurigen oder schockierenden Nachrichten verlieren wir aber rasch einmal nicht nur den Appetit, sondern auch den Schlaf.

Ist die Verdauung gut, schläft man gut. Wenn nicht, ist man zwischendurch immer wieder wach. Wenn man nicht gut schlafen kann, kann sich das Gehirn nicht entspannen und das kann Gedächtnisstörungen verursachen. Darüber hinaus wird uns die gute Laune verdorben, und der Körper wird müde und schwach.

3. Die 7 gesundheitserhaltende Systeme im Körper

Es gibt sieben wichtige Systeme im Körper, die die Gesundheit eines Menschen unaufhörlich unterstützen:

1. das Atmungssystem,
2. das Kreislaufsystem,
3. das Verdauungssystem,
4. das Hormonsystem,
5. das Immunsystem,
6. das Nervensystem,
7. das weibliche und das männliche Genitalsystem.

All diese Systeme sollten gut funktionieren, um den menschlichen Körper stabil und gesund zu halten, sodass die Organe, Drüsen, Nerven und ihre Gefäße ungestört arbeiten und gut versorgt werden können.

Einige wichtige Körperteile, die zu den Systemen gehören sind:

Das Gehirn: Das Gehirn, mit einem Gewicht von etwa 1 ½ Kilogramm (je nach Geschlecht und Körpergröße) steuert alle lebenswichtigen Körperfunktionen, das Denken, emotionale Erfahrungen und viele andere Vorgänge.

Das Rückenmark: Zusammen mit dem Gehirn bildet das Rückenmark das zentrale Nervensystem und dient der

Kommunikation zwischen dem Gehirn und den restlichen Körperteilen.

Das Herz: Das Herz pumpt pro Minute rund fünf Liter Blut durch den Körper. Deshalb sollte es gut gepflegt werden und genug freien Raum haben, um seine Dienste leichter zu machen.

Der Verdauungstrakt: Die wichtigsten Teile des Verdauungstraktes sind der Magen und der Darm. Der Verdauungstrakt beginnt in der Mundhöhle, führt durch die Speiseröhre und in den Magen. Der Darm erstreckt sich vom Magenausgang bis zum Anus.

Die Leber: Die Hauptaufgabe der Leber ist es, das aus dem Verdauungstrakt stammende Blut zu filtern. Das Blut wird gereinigt, bevor es an den Rest des Körpers weitergegeben wird. Dieser Reinigungsprozess bedeutet, dass giftige Chemikalien, die unseren Körper schädigen könnten, entfernt werden.

Die Lunge: Die Aufgabe der Lunge ist es, den Sauerstoff aus der Atemluft aufzunehmen und das Kohlendioxid als Endprodukt des Körperstoffwechsels abzuführen.

Die Blutgefäße: Die Blutgefäße, die man sich als Schlauch vorstellen kann, transportieren das Blut durch die dickwandigeren Arterien durch die Venen zum Herzen und aus dem Herzen. Die Arterien und Venen sind durch ein feines Kapillargeflecht verbunden, in dem nicht nur der Transport von Nährstoffen, Hormonen, Wasser und Sauerstoff erfolgt, sondern auch jener des »Abfalls« des Körpers mit dem Blut durch den ganzen Körper.

Das Zwerchfell: Diese flache, scheibenförmige Muskel-Sehnen-Platte teilt den Oberkörper in die Brust- und Bauchhöhle. Sie befindet sich unter den Lungen, ist kuppelförmig und befestigt an Brustbein, Rippen und Lendenwirbel. Wir brauchen das Zwerchfell beim Ein- und Ausatmen. Beim Einatmen ziehen sich die Muskelfasern des Zwerchfells zusammen und die Brust wird größer. Beim Ausatmen entspannen sich die Muskelfasern und das Zwerchfell kehrt in ihre ursprüngliche Form zurück. Wenn seine Funktion nicht optimal ist, kann das Zwerchfell einige komplizierte Beschwerden verursachen.

Die Nieren: Die Nieren filtern täglich etwa 1.800 Liter Blut und wiegen nur etwa 300 Gramm. Der Harnleiter verbindet die Nieren auf beiden Seiten mit der Blase. Der Urin bildet sich in den Nieren und fließt durch den Harnleiter in die Blase und schließlich von der Blase in die Harnröhre.

Die Drüsen: Es gibt etwa 22 verschiedene Drüsen im Körper. Einige von diesen sind die Schilddrüse, Bronchial- und Lungendrüsen, Bauchspeicheldrüse, Darmdrüsen, Uterusdrüsen, Magendrüsen, Brustdrüsen, Leberdrüsen, Nasendrüsen und Nebennieren, die alle unsere Körpersysteme und Aktionen unterstützen.

4. Trainieren – verwöhnen – erkranken lassen

Genauso, wie Sie Ihre Psyche verbessern können, können Sie Ihren Körper durch Ermutigung und Übung ertüchtigen. Am schwierigsten ist es jedoch, die Natur einer Person zu verändern.

Der Körper weist drei Besonderheiten auf: Wir können ihn trainieren, um seine Stärke zu erhöhen. Wir können ihn verwöhnen, um seine Stärke zu reduzieren. Wir können ihn erkranken, um seine Stärke zu zerstören.

- *Wir können ihn trainieren, um seine Stärke zu erhöhen:* Wir können unseren Körper mit Mitteln trainieren, die ihm guttun. Bitterstoffe sind zum Beispiel besonders wichtig für das Immunsystem. Tees oder Elixiere mit einem scharfen Geschmack entfernen Schleim aus dem Körper. Die Nahrungsergänzungsmittel helfen auch, die

Kraft im Körper durch die Fütterung der Körpergewebe zu verbessern.

Viele Menschen, meiner Beobachtung nach vor allem junge Leute, weigern sich jedoch, solche Nahrungsmittel zu sich zu nehmen, weil sie ihnen zu scharf oder zu bitter sind. Interessanterweise haben sie aber häufig mit hartem Alkohol oder höchst schädlichem Zigarettenrauch keine Probleme. Das ist wohl alles eine Frage der Perspektive.

- *Wir können ihn verwöhnen, um seine Stärke zu reduzieren:* Wenn wir alle unsere Kräfte dafür verwenden, es dem Körper im höchsten Maß bequem zu machen, tun wir ihm nicht unbedingt nur Gutes. Wir können ihn dadurch sogar regelrecht schwächen. Wenn wir nur auf den feinsten Matratzen schlafen und auf den gemütlichsten Sesseln sitzen, wird es für den Körper schwierig, wenn er plötzlich mit harten Matratzen oder festen Bänken vorliebnehmen soll. Außerdem werden seine Muskeln fauler und steifer, wenn er nicht regelmäßig trainiert. Der Körper braucht kein Luxusbett mit einer feinen Matratze zum Schlafen. Wie oft treffen wir auf Menschen, die im Zug, in der U-Bahn, im Bus oder auf unbequemen Wartebänken auf dem Flughafen gut schlafen. Auch einige Profilaxen und Impfungen nehmen dem Körper Arbeit ab, verwöhnen ihn also.

- *Wir können dazu beitragen, ihn erkranken zu lassen, um seine Stärke zu zerstören:* Wer sich beispielsweise während einer Erkältung viele kalte Getränke, eiweißreiche Lebensmittel oder kalte Desserts zuführt, den Kopf wäscht oder ohne Mütze in die Kälte geht, wird seine Erkältung automatisch verschlimmern. Zusätzlich belastet das Rauchen einen erkrankten Körper schwerer und die Immunstärke schwächt ab. Ebenso führt es dazu, dass der Körper krank wird, wenn wir nicht Maß beim Essen halten oder dem Körper zu wenig Zeit zum Ausruhen und Schlafen geben.

Wenn jemand krank ist, sei es körperlich oder geistig, ist es am besten, die genaue Ursache (Wurzel) herauszufinden, weil bei unserem heutigen Lebensstil viele verschiedene Gründe dafür verantwortlich sein können, die vor einigen Jahrzehnten noch nicht bekannt waren. Es gibt keinen Teil im Körper, der allein etwas bewirken kann. Nicht einmal die Nagelspitzen oder die Augenlider.

5. Unser Körper zeigt uns, wie es ihm geht

Auch wenn wir glauben, alles über unseren Körper zu wissen, verstehen wir in Wahrheit nicht sehr viel. Er ist perfekt organisiert, sehr motiviert und verfügt sogar über ein »Boten-System«, das über ungewöhnliche Probleme oder Angriffe informiert, um katastrophale Entwicklungen für das »Unternehmen Körpers« zu verhindern.

Der Körper zeigt uns oft sehr deutlich, wie es ihm geht. Selten verbirgt er uns seinen Zustand. Wir müssen nur lernen (wieder) hinzusehen und hinzuhören. Dazu möchte ich Ihnen im Folgenden einiges erklären.

- Die Augen eines Menschen zeigen seinen tatsächlichen körperlichen Gesamtzustand. Wie die zornigen, müden, schläfrigen oder betrunkenen wirkenden Augen, erklären auch die gelblichen, bläulichen Augen und blaue Augenringe oder die sehr blassen Augen den Zustand der Leber und des Verdauungssystems, der Lungen und des Atmungssystems oder die Systemschwäche und Energielosigkeit des Körpers.
- Die Zunge gilt zum Beispiel als der kräftigste Muskel im Körper, der die Kondition des inneren Körpers gut

anzeigt, einschließlich des Zustandes der Wirbelsäule und der Nieren.

- Eine Erkältung zeigt uns unser Körper gut erkennbar dadurch, dass wir dauernd niesen müssen, unter brennende Augen leiden und ein schweres Gefühl im Kopf verspüren.
- Fieber bedeutet, dass das Immunsystem mit Angreifern kämpft.
- Die Haut zeigt oft Leberflecken, Pickel, Hautausschläge und Juckreiz, die auf Beschwerden der Verdauungsorgane oder Vergiftungen hinweisen können.
- Erhöhtes Cholesterin stört das Sehvermögen durch Schatten und es erscheinen weiße Ablagerungen außerhalb des inneren Augenwinkels.
- Bei Kalziummangel treten weiße Flecken auf den Fingernägeln auf und bei Nährstoffmangel bekommen die Fingernägel Rillen.
- Bei Magnesiummangel bekommt man oft Wadenkrämpfe.
- Die unterschiedliche Höhe der Schultern zeigt eine schiefe Haltung des Körpers.
- Beim Gähnen zeigt der Körper, dass das Gehirn mehr Sauerstoff benötigt.
- Sogar das »Pupsen« ist ein wichtiges Signal des Körpers und erzählt von der Kondition der Verdauung. Wenn es öfters vorkommt, aber nicht stinkt, heißt das, dass die Gedärme etwas an Blähungen leiden. Aber wenn es öfters vorkommt und stinkt, heißt das, dass die Verdauung nicht optimal ist.

Es gibt einige weitere Signale, die uns vom Zustand unseres Körpers berichten. Jede einzelne *ungewöhnliche* oder *unbekannte* kleinste auftretende Beschwerde kann der Beginn einer schwerwiegenden Beeinträchtigung des Gesundheitszustandes oder einer ernsthaften Krankheit sein.

Wichtige Hinweise sind zum Beispiel: Druck im Kopf oder Kopfschmerzen, Herzrasen, dauerhafter hoher Blutdruck, Husten, Atemlosigkeit, Krämpfe oder ein brennendes Gefühl in der Brust oder in der Bauchregion, Schwindelanfall, Schlafstörungen, Schmerzen am linken Oberarm, Magenkrämpfe, Druck auf die Leber und Gallenblase, Verstopfung oder Blasenschwäche, Verdauungsstörung, Atembeschwerden, Husten, Lipome, Anspannung, Steifheit, Taubheit, Schmerzen oder Ziehen, Durchfall, Blut im Stuhl oder im Urin, ein brennendes Gefühl beim Urinieren oder Geruch oder dunkle Farbe im Urin, extremer Schweißgeruch, Mundgeruch, unerträgliche Krämpfe und Schmerzen im inneren Körper, Schmerzen oder Kribbeln oder taubes Gefühl an Gliedern, Knochen und Muskeln, Müdigkeit und Kraftlosigkeit.

Unser Körper zeigt uns nicht nur, was in ihm vor sich geht, sondern weist auch den Prozess des Alterns auf. Graue Haare, Altersflecken, Hautfalten, Gliederschmerzen, Vergesslichkeit und andere Symptome treten allmählich auf. Der Körper schrumpft, eventuelle Bäuchlein kommen weiter nach vorne und die Hosen sind plötzlich zu lang.

Niemand kennt Ihren Körper besser als Sie selbst! Er begleitet Sie ja schon Ihr ganzes Leben lang. Wenn Sie lernen, auf Ihren Körper zu hören, auf ihn und seine Geradheit zu achten und seine Hilferufe ernst zu nehmen, führt er Sie wie von allein dazu, alles zu tun, damit es ihm gutgeht.

Betrachten wir unseren Körper wie eine Firma oder Fabrik, die mit verschiedenen Abteilungen gut zusammenarbeitet. Jede Abteilung hat ein System, das mit der starken Hauptverwaltung verbunden ist und gesteuert wird, und so lange sie alle gemeinsam und richtig funktionieren, läuft alles in der Firma harmonisch und perfekt. Das Personal und die gesamten Ausrüstungen sollten gesund und in guter Kondition sein. Dafür bekommt nicht nur das Personal, sondern erhalten auch die Geräte und Maschinen ausreichende Pausen. Die Instandhaltung wird durch regelmäßige Kontrolle gut gepflegt. Wenn die internen Vorgänge nicht reibungslos verlaufen, ist es egal, wie erfolgreich eine Firma oder eine Fabrik ist, sie wird ihren Niedergang erleben oder zumindest in Turbulenzen geraten, wenn diese Strukturen nicht ordnungsgemäß und effizient aufrechterhalten werden.

Achten Sie deshalb auf Ihre »Firma Körper«!

III. Gute Gesundheit und böse Krankheit

Unsere Gesundheit ist eines unserer wertvollsten Güter. Solange wir uns gesund fühlen, denken wir kaum darüber nach, wie gut es uns geht. Viele andere Dinge im Leben stehen im Vordergrund, aber nicht die Gesundheit. Natürlich haben wir seit unserer Kindheit die eine oder andere Verkühlung erlebt, eine der typischen Kinderkrankheiten überstanden oder uns einen Knochen gebrochen. Doch der Körper war zum Glück recht rasch wieder geheilt. Und das führt dazu, dass in unserem Bewusstsein die Überzeugung entsteht, dass wir immer gesund bleiben. Wir beginnen häufig sogar, den Körper und seine Gesundheit zu vernachlässigen. Unser Körper gibt uns viele Chancen, wenn unsere Lebensweise nicht dem entspricht, was er sich wünscht. Viele Krankheiten schleichen sich über die Jahre ein, aber wir achten nicht auf all die kleinen Signale, die uns unsere Körper senden.

Wenn wir eines Tages wirklich krank werden, steht plötzlich unsere Gesundheit im Mittelpunkt unseres Lebens und wir hoffen, dass es uns rasch von allein wieder gutgeht. In der Tat ist es ja auch nicht so schwer, unseren Körper zu schützen und kleine Krankheiten selbst zu heilen. Doch wenn wir die Signale und Nachrichten unseres Körpers zu lange ignorieren, ist es für Behandlungen zu spät und der Körper kann sich vielleicht nicht mehr ausreichend erholen. Wenn man Gesundheit als das »Gute« für unser Leben bezeichnen kann, ist die Krankheit das »Böse«. Deshalb lasst uns versuchen, das Böse von uns fernzuhalten!

1. Was bedeutet es, »gesund« zu sein?

Wenn Menschen gefragt werden, was es für sie bedeutet »gesund« zu sein, antworten sie häufig: »Nicht krank zu sein und niemals krank zu werden!«

Genau betrachtet, ist dies jedoch keine logische Antwort, denn wir können davon ausgehen, dass jeder in seinem Leben mindestens einmal krank wird. Ob das nun Kleinigkeiten sind wie Erkältungen oder ernstzunehmende Erkrankungen.

Für mich ist Gesundheit (das Gute) nur das Gegenteil von Krankheit (das Böse). Wir finden für das Wort »Gesundheit« keine genau passende Erklärung, die für alle gleich gilt. Die Wünsche »Zum Wohl!« oder »Auf die Gesundheit!« sind weit verbreitet, wenn wir mit einem Glas Sekt oder Bier anstoßen. Aber viele von uns haben die Erfahrung gemacht, dass zu viel Alkohol unsere Gesundheit nicht nur nicht unterstützt, sondern im Gegenteil mit einem schweren Kater am nächsten Tag, mit Kopfschmerzen und Übelkeit einhergeht. Die frommen Wünsche schlagen also geradezu ins Gegenteil um. Genauso gut kann es auch ungesund werden, wenn wir uns dem Leistungssport verschreiben und es dabei übertreiben. Sportler nehmen allerlei Arzneimittel, um bessere sportliche Ergebnisse zu erzielen, oder trainieren bis zur Überlastung und zu einem Grad, der für den Körper Schäden nach sich zieht und nicht mehr gesund ist. Abseits von Extremen ist es manchmal allerdings sehr schwer zu verstehen, wo eine Grenze verläuft und was »gesund leben« wirklich bedeutet. Es gibt zum Beispiel sehr viele unterschiedliche Vorschläge, wie man sich richtig ernährt. Und die Empfehlungen ändern sich auch immer wieder.

Wir können Alkohol und Rauchen vermeiden, uns vegetarisch ernähren, regelmäßig Sport treiben und bestrebt sein, an einem Ort zu leben, an dem es keine Umweltvergiftung gibt. Damit können wir wohl nicht viel falsch machen. Aber können wir das alles überhaupt schaffen? Wenn wir alles Gesunde gratis und bis an unser Lebensende ohne Anstrengungen serviert bekämen, keinen Zugang zu Ungesundem haben, dann vielleicht. Aber sonst?

Abgesehen von jenen Dingen, die wir bewusst beeinflussen können, gibt es zudem noch unzählige andere Dinge, durch die wir krank werden können. Wer sich nicht nur von selbst angebauten Nahrungsmitteln ernähren kann, muss schon viel Zeit und Wissen aufwenden, um sich vor den »Errungenschaften« der modernen Gesellschaft zu schützen: genmanipulierte Lebensmittel mit Pestiziden, Kunstdünger und Hormone bei der Aufzucht von Tieren und Pflanzen, die in der Folge ungewöhnlich groß wachsen, übermäßiger Konsum von oft gut verstecktem Zucker in der Nahrung, Konservierungsstoffe- und Geschmacksverstärker, »gesunde« Nahrungsergänzungsmittel sowie Medikamente mit vielen Nebenwirkungen, Elektromagnetismus und Umweltkatastrophen sind nur einige Beispiele, denen wir manchmal nur schwer ausweichen können. Schließlich kann man nicht bei jeder Einladung zum Essen alles ablehnen oder stets bis ins Detail nachfragen, welche Zutaten beim Kochen verwendet wurden.

Wo keine Krankheit ist, da ist also Gesundheit? Wenn ein Mensch keine krankheitsfördernden Lebensmittel und Zwischenmahlzeiten zu sich nimmt, mit Alkohol und Nikotin vorsichtig umgeht, sein Lebensrhythmus ohne Hektik und Stress verläuft, genug schläft, seine Gedanken in Harmonie verbunden sind, und wenn er weiß, wie er seinen Körper vor Krankheiten schützen kann, ihn gut pflegt und reinigt, dann können wir schon sagen, dass er gesund lebt.

Das bedeutet nicht, dass ein grundsätzlich gesunder Mensch nicht auch mal verkühlt ist. Gesund zu sein, bedeutet nicht, dass jemand »perfekt« sein muss. Doch ein gesunder Mensch wird nicht oft krank, und wenn, dann wird er bei einfachen Infektionen schneller wieder gesund. Er ist physisch und psychisch stabiler. Das bedeutet nicht dass er Vegetarier und Antialkoholiker sein muss. Sogar ein Mensch, der ab und zu raucht kann dennoch im Großen und Ganzen gesund leben, solange er nicht süchtig ist. Ein gesund lebender Mensch kennt keine Gier, weil er weiß, dass er nur bekommt, was sein Leben für ihn zugelassen hat und die Dinge, die von ihm wegfallen, ihm nicht gehören, weshalb er auch nicht eifersüchtig ist. Er ist nicht abergläubisch, hat keine Angst vor dem Tod, weil er weiß, dass er irgendwann mal sterben muss. Er genießt sein Leben einfach so, wie es ist. Er respektiert die Gerechtigkeit, ist sehr fair zu seinen Mitmenschen und geht mit ihnen vernünftig um. Sein »Nein« ärgert oder verletzt niemanden.

2. Gesundheit braucht ein genaues System

Jedes Land der Welt hat sich über die Jahre ein medizinisches System aufgebaut, das seine Bevölkerung vor Krankheiten schützt und eingetretene Krankheiten behandelt. Vorbeugung und Heilung lauten die Stichworte, die vorzugsweise der Gesunderhaltung des Körpers und einem langen und gesunden Leben dienen sollen. Wobei nach dem Motto »Vorbeugung ist besser als heilen« verschiedene Regeln und Vorschriften zum Schutz vor Krankheiten zur Anwendung kommen. Dazu zählen zum Beispiel die aktive Immunologie und gesundheitsfördernde Pflege.

Es gibt außerdem verschiedene Empfehlungen, die dazu beitragen, das Gesundheitssystem des Körpers aufrechtzuerhalten:

- *Tägliche Routine*: Vom Aufstehen bis zum Schlafengehen sollte das, was wir tun, zu unserem eigenen Körper passen. Z.B. sich zu pflegen und den Körper innerlich und äußerlich zu reinigen, regelmäßige Mahlzeiten ohne zu große zeitliche Abstände einzunehmen, kontinuierliche Ruhepausen und ausreichender Schlaf.

- *Saisonalen Adaptionen*: Z.B. Im Winter ist es empfehlenswert, sich warmzuhalten und mehr Warmspeisen mit etwas Fett zu sich zu nehmen als im Sommer.

- *Mental-Kultur*: Anstatt sich pausenlos nur beschäftigt zu halten, ist es von Vorteil, sich mehr Ruhe zu gönnen. Dies unterstützt unsere geistige Stärke.

- *Regelmäßige, gesunde Verdauung*: Wenn Sie nicht unter Verstopfung leiden, ist es für den Körper gesünder, sich bei Tagesanbruch zu erleichtern. Deshalb ist es gut, wenn man den Darm und die Blase regelmäßig entleeren kann.

Jedes Gesundheitssystem entspringt der natürlichen Veranlagung von Lebewesen, das eigene Leben zu erhalten. Eine marode Katze ernährt sich in Sri Lanka zum Beispiel instinktiv von »Kuppameniya« (acalypha Indica/Euphorbiaceae/Indian Copperleaf), hier als »Katzenminze« bekannt. Wenn ein Mungo von einer Kobra angegriffen wird, frisst er die Wurzeln bestimmter Pflanzen, die wir heute noch als Heilmittel gegen Schlangenbisse verwenden. Viele andere Tiere zeigen das gleiche Verhaltensmuster, indem sie jene Pflanzen fressen, die ihnen in einer speziellen Situation guttun, da sie das Heilmittel für ihre körperlichen Erkrankungen kennen. Das ist zweifellos ein innerer Drang, ein Instinkt, dieser Tiere. Dieses Phänomen zeigt die Affinität zwischen Natur, Spiritualität und Leben.

Der angeborene Instinkt zur Selbsterhaltung existiert eben nicht nur bei Menschen, sondern auch bei Tieren. Ohne diesen Instinkt wäre vieles, nicht einmal das Leben selbst, möglich, denn Tiere und Menschen wissen automatisch, wie sie bei der Paarung und Geburt vorgehen sollen. Und danach zeigt sich dieses tiefe innere Wissen ebenfalls: die Nabelschnur wird nicht von selbst getrennt, Menschen tun dies von jeher, das Kind findet die Brust der Mutter auch ohne Saugausbildung und wir wissen ohne Anleitung, dass wir essen, trinken und schlafen müssen. Diese angeborenen Instinkte und Selbsterhaltungstalente sind die Grundlagen jedes Gesundheitssystems, das Männer und Frauen gemeinsam weiterentwickelt haben.

Als die Bevölkerungsanzahl anstieg, ordnete sich die Gesellschaft und führte verschiedene spezifizierte Organisationen ein. Neben Landwirtschaft, Jagen, Holz- und Bauwirtschaft, Wasserverwaltung und Schulbildung wurde auch das Gesundheitssystem eine »Abteilung« im System der Gesellschaft. Die Verantwortung für die menschliche Gesundheit und für die Weiterentwickelung wurde, den Fähigkeiten entsprechend, nach Können und Talent, später auch nach Ausbildung, an die Ausgewählten übertragen. So wurde das allgemeine Wissen über Gesundheitsrichtlinien im Alltag zunehmend vom restlichen Volk ferngehalten, weil die Verantwortung anderen übertragen wurde. Durch diese Verteilungen entstand in einigen Ländern, wie z.B. in Indien, sogar ein Kastensystem, das später eine unmenschliche Teilung der Gesellschaft nach den Wünschen von machtgierigen Reichen und Priestern zur Folge hatte.

3. Die Natürlichkeit der Gesundheitssysteme früherer Zeiten

Vor circa drei Jahrhunderten war das Gesundheitssystem in vielen asiatischen Ländern meiner Meinung nach nahezu perfekt und praktisch. Natürlichkeit stand im Zentrum. Der Kranke besuchte den versierten Heiler/Arzt, der ihn gründlich untersuchte. Puls-, Zungen- und Augendiagnosen standen bei der Untersuchung im Mittelpunkt, welche die innere Kondition des Körpers sehr gut anzeigen. Nach der Untersuchung wurden die Behandlungen und Anwendungen vom Behandelnden direkt oder nach seinen Anweisungen von seinen Assistenten durchgeführt. Bei chronischen Krankheiten wurden die Behandlungen oft erst nach dem Vollmond begonnen.

Reine Symptombehandlung kam nicht infrage. Bei akuten Bedingungen wurden nicht einfach unterschiedliche Untersuchungen bei verschiedenen Spezialisten durchgeführt, bis man schließlich einen präzisen Befund erhielt. Auch wurden nicht verschiedene Ärzte für jede einzelne Beschwerde in verschiedenen Teilen des Körpers besucht. Bei akuten Beschwerden wurden erste Behandlungen durchgeführt, um den gesamten Verdauungstrakt, die Nieren, Harnröhre und Blase zu reinigen. Die Absicht war, zuerst den unerwünschten, schädlichen »Krempel« (Ablagerungen der Darmwand, Pilze, Harnsäure, schädliche Bakterien etc.) vom Körper zu entfernen, die eine Verschlechterung der Krankheit verursachen konnten, und sodann die Absorption und Wirkung der Stoffe des Heilmittels zu erleichtern. Danach wurden gezielte weitere Behandlungen angeordnet und durchgeführt. Früher gab es auch nicht so viele Namen für jede einzelne Beschwerde im Körper. Neben den Verletzungen durch äußere Einwirkung gab es entweder Knochen- und muskuläre Beschwerden oder Systemstörungen, Kinderkrankheiten oder organische und epidemische Erkrankungen wie Malaria, Grippe oder Dysenterie. Es gab außerdem Geisteskrankheiten, die durch Opfergaben und Rituale behandelt wurden. Meine Meinung dazu ist, das bei solchen Krankheiten die Umwelt, in der die Menschen leben, ihre mentalen Schwächen und ihre Unzufriedenheit, die tiefsitzenden Ängsten und Gedankenblitzen eine große Rollen spielen.

Heute gibt es Hunderte von Namen für unsere Beschwerden und Schmerzen und somit unzählige verschiedene Medikamente und Prüfgeräte. Obwohl man überhaupt nicht Tennis gespielt hat, heißt eine Krankheit oder Beschwerde z.B. »Tennisarm«, wenn der Ellbogen schmerzt, oder »Nach-OP-Syndrom« oder »Morbus Sudeck«. Eine Bekannte von mir hatte dieses Syndrom etwa nach einer Handgelenk-OP gehabt und sollte Schmerztabletten nehmen, weil sie seit einigen Tagen in der Nacht wegen der starken Schmerzen am Nacken und am rechten Arm nicht schlafen konnte. Nach zwei Anwendungen durch mich war ihre Schiefhaltung allerdings wesentlich besser, dieses Syndrom war verschwunden und sie konnte in der Nacht ohne Schmerzen durchschlafen. Das Syndrom trat danach nie wieder auf. Heute gehen die Menschen zum Orthopäden, wenn sie Knochen-, Gelenks- oder Muskelschmerzen haben. Sie erhalten entweder Infusionen, Schmerzmittel oder Physiotherapie. Wenn das Problem bestehen bleibt, sollten sie weitere Untersuchungen machen. Bis dahin ist das Problem allerdings vielleicht akuter geworden und im schlimmsten Fall kann es zu einem oder mehreren Bandscheibenvorfällen führen.

Menschen können solche Beschwerden wie Bandscheibenvorfälle aus verschiedenen Gründen bekommen. Zum Beispiel resultiert beim Ersten der Bandscheibenvorfall aus einem früher erlittenen Unfall, während ein Zweiter wegen seiner schweren, körperlichen Arbeit diese Probleme bekommt. Beim Dritten ist ein schwaches Körpergewebe aufgrund eines langjährigen Verdauungsproblems die Ursache. Beim Vierten sind langjährige einseitige Bewegungen und Beschäftigungen, die eine Verdrehung im Körper verursachen, die Auslöser. In Kombination mit Verdauungs- oder Atembeschwerden kann die Ursache überhaupt woanders liegen. Wenn die Wirbelsäule nicht gerade ist, können die verbundenen Organe, die »Röhren« (Speiseröhre mit dem Magen, Luftröhre- und Bronchien mit der Lunge usw.) das Zwerchfell, Nervenbahnen oder Blutgefäße sich drehen oder gepresst werden und Beschwerden verursachen. Was viele bei den Rückenbeschwerden oft vergessen, ist, dass das Rückenmark weitere Beschwerden verursachen kann. Wenn die Wirbelsäule zum Beispiel eine Verkrümmung oder einen Druck bekommt, kann dies automatisch Störungen in den Körperteilen verursachen, die mit den Funktionen des Rückenmarks verbunden sind.

Auch wer Beschwerden mit den Augen, den Ohren, der Nase, dem Bauch- und Genitalbereich und dem Kopf usw. hat, läuft oft von einem Arzt zum anderen, um eine Lösung für seine gesundheitlichen Probleme zu finden.

In vielen Kulturen wurden die Heiler durch materielle und finanzielle Zuwendungen unterstützt, sodass von ihnen die Ausrichtung auf eine Heilung ohne Profitorientierung erwartet wurde. In einigen Ländern ist es mehr oder weniger heute noch so. Menschen zu heilen, nicht, um Profit oder um mehr Privilegien zu bekommen, sondern um eine humane, ärztliche Pflicht auszuüben, steht hinter den materiellen Bestrebungen. In einigen asiatischen Ländern (auch in Sri Lanka) gibt es immer noch Heiler, die kein Geld für die Behandlungen nehmen. Wenn der Patient sich erholt hat, gibt es als Dankeschön ein kleines Geschenk, das sie gelegentlich akzeptieren. In Sri Lanka war diese Ausrichtung bis etwa 1980 sogar für die Schulmediziner ein rein aufgabenorientierter Service. Die Ärzte dienten in staatlichen Krankenhäusern, sie erhielten ein angemessenes Gehalt, Unterkunft und bestimmte Privilegien in der Gesellschaft. Ein Kranker sollte eine Briefmarke für die Registrierungskosten vorlegen, unabhängig davon, ob er ambulant oder stationär behandelt werden musste. Patienten erhielten Medizin, Behandlungen, Nahrung und Pflege kostenlos. In seltenen Fällen mussten sie Medikamente aus einer staatlichen Apotheke kaufen, aber diese waren nicht zu teuer.

Die Verantwortung für die Gesundheit der Menschen war Aufgabe der Heiler oder der Ärzte. Frauen, die sich damals vor allem dem Haushalt, dem Kochen und der Kinderbetreuung widmeten, spielten eine wichtige Rolle bei den medizinischen Anwendungen und bei den Vorbereitungen pflanzlicher Präparate wie Infusionen oder der Abkochungen und Zubereitung von Salben. Sie hatten ausgezeichnete Kenntnisse über Krankheiten, Heilmittel, Anwendungen und Vorsichtsmaßnahmen und viel Erfahrung betreffend Geburten, Kinderpflege und Kinderkrankheiten. Die Frauen wussten genau, was ihnen während der Schwangerschaft guttat, aber auch, wovon sie mehr oder wovon gar nichts essen durften, damit das Kind im Bauch gesund heranwachsen konnte und ihm nach der Geburt ausreichend Muttermilch zur Verfügung stand. Die Hebamme spielte in der Gesellschaft ebenfalls eine sehr wichtige Rolle.

In Sri Lanka wurde beispielsweise ein Routinekurs über »Rathagaaya« vorgeschrieben, bevor ein Kind andere proteinhaltige Lebensmittel außer Muttermilch erhielt. Rathagaaya ist eine der häufigsten Hauterkrankungen, die durch »verdorbenes Blut« verursacht werden. Das Medikament »Rathakalka« – eine Kräuterzusammensetzung des indigenen Systems – gilt in Sri Lanka als die Medizin, die das Immunsystem des Kindes verbessert und stärkt. Wenn etwa ein Baby nicht entsprechend diesen Vorgaben ernährt wurde, konnte das später allergische Reaktionen gegen Kuhmilch, Ananas, Meeresfrüchte, Thunfisch, Rind- und Schweinefleisch sowie essigreiche Nahrung hervorrufen, was wiederum Geschwüre, Herpes und akute Ekzeme oder Neurodermitis verursachen konnte.

Unser Blut bleibt nicht immer »sauber«, wenn es nicht

gelegentlich gereinigt wird. Vielen Babys, die zusätzliche schwerverdauliche Nahrung zur Muttermilch bekommen, wie gekochtes Ei oder andere Milchprodukte, passiert das schneller, denn ihre Enzyme sind nicht stark genug, um diese Nahrung leicht zu verdauen, wie bei Erwachsenen, und das Blut wird »verdorben«. Deshalb bekommen die Kinder oft Hautausschläge oder andere Hautprobleme. Unter alten Methoden wurde der Körper von der Kindheit an gereinigt.

Windpocken, Masern und Mumps waren »erwünschte« Krankheiten, da sie uns sehr selten zweimal angreifen und uns lebenslang immunisieren wie ein Update bei einem PC gegen einen virtuellen Virus. Natürlich ist es unangenehm, wenn jemand vor einer Prüfung, während einer wichtigen Ausbildungszeit oder vor der Hochzeit ausbricht, aber grundsätzlich unterstützen diese Krankheiten die Menschen später dabei, gesund zu leben, wenn sie sich während der Krankheit gut versorgt haben und keine Komplikationen auftreten.

Ab dem Alter von etwa drei Jahren erhielt jedes Kind Lebertran, damit Zähne, Knochen und Muskelgewebe gesund wachsen konnten. Auch die älteren Menschen, die Knochen- und Muskulatur-Probleme hatten, nahmen Lebertran. Lebertran wird hauptsächlich aus der Leber verschiedener Haie und Dorsche gewonnen, enthält Omega-3-Fettsäuren, Vitamin A und E, Jod und Phosphor und unterstützt bei Erkrankungen der Knochen, Zähne und Gelenke. Ich kenne ein paar ältere Menschen in Griechenland, die täglich ein Schluck Olivenöl trinken, um den gleichen Zweck zu erfüllen.

Frauen schonten sich während der Menstruation, verrichteten keine schwere Arbeit und machten keinen Sport. Zudem achteten sie in dieser Zeit auf leicht verdauliches Essen.

Unsere Vorfahren wussten sogar von den schädlichen Auswirkungen des Erdmagnetfeldes. Beim Schlafen sollte der Kopf nicht nach Süden ausgerichtet sein. Ich habe die Nebenwirkungen bei einigen meiner Kollegen erlebt. Jene, die mit Kopf nach Süden in einer Reihe in den Mitarbeiterquartieren geschlafen haben (eine Bettenreihe nach Süden und die andere nach Norden), hatten häufig von der Herkunft her unbekannte Durchblutungsstörungen, Verspannungen, Müdigkeit, Schlafstörungen und Kopfschmerzen usw. Ich probierte es selbst ein paar Tage lang und fühlte mich, als wäre ich unmotiviert und einfach faul, Gefühle, die mir eigentlich völlig unbekannt waren. Ohne dieses Magnetfeld der Erde hätten wir kein Körpergewicht. Neben dem Wasser und anderen Mineralien enthält der Körper Metalle wie Eisen, Kupfer, Zink, Aluminium sowie einige andere kleine Mengen von Verbindungen, die mit dem Magnetfeld interagieren können. Es ist doch kein Wunder, dass das Magnetfeld etwas mit uns zu tun hat!

Wie ich es auch schon weiter vorne angesprochen habe: Seit damals hat sich viel verändert. Die Lebensumstände haben sich erweitert, haben aber auch viele Auswirkungen mit sich gebracht, die nach meiner Meinung nicht positiv sind und viel von unserem natürlichen Zugang zum Leben verdrängt haben.

Viele junge Mädchen, die noch Teenager sind, nehmen die Pille – entweder als Verhütungsmittel oder gegen Menstruationsbeschwerden. Manche nehmen sie sogar gegen Pickel und Akne, die während ihrer Pubertät als natürliche Begleiterscheinungen des Erwachsenwerdens auftreten. Die Einnahme der Pille stört allerdings das gesamte hormonelle System und das Wachstum im Körper. Zusammen mit einigen Lebensmitteln, die künstliche Hormone und weitere schädliche Mittel enthalten, spricht manches dafür, dass sich die Einnahme auf die Entwicklung des Körpers auswirkt. Es kann passieren, dass ohne eine Beziehung zu der Menge der Nahrungsaufnahme, anormales Körpergewicht auftritt oder Körperteile wie Brüste, Beine, Gesäß stärker als »normal« wachsen. Spätere Folgen können vorzeitige körperliche Erscheinungen sein wie Zellulitis, Lipome, Immunschwäche, Depressionen, Myome, Polypen, Zysten, Endometriose (das

Wachstum der Gebärmutterschleimhaut außerhalb der Gebärmutterhöhle) und möglichen Karzinogene.

Krankheiten entstehen nicht einfach aus dem Nichts heraus. Viele verschiedene Ursachen wirken – oft über Jahre und unbemerkt – zusammen. Häufig werden Krankheiten, die entstehen, einfach auf die Gene geschoben. Das ist praktisch, weil die Leute dann auf weitere Fragen verzichten. Es ist manchmal erschreckend, wenn einige Ärzte ihren Patienten sagen: »Sie haben die Krankheit geerbt. Ihr Papa/ihre Mama hat das auch gehabt!«

Wer braucht eine solche Erklärung, wenn er krank ist? In diesem Zusammenhang empfiehlt es sich, sich selbst genauer mit ein paar wichtigen Fragen auseinanderzusetzen:

- Wie ist der Erste dann krank geworden?
- Haben alle Vorfahren dieser Familie an dieser Krankheit gelitten?
- Warum leiden nicht alle Kinder dieser Familie an dieser Krankheit?

Soweit ich weiß, gibt es tatsächlich genetisch vererbbare Fehlbildungen oder Wachstumsfehler wie Morbus Bechterew (die Wirbelsäule wird verkrümmt), Körper-Gewebeschwäche, Blutgerinnungsstörungen oder Diabetes und hohes Cholesterin. Nur die Söhne erben die Glatze vom Vater, aber wie der erste glatzköpfige Mann in einer Familie entstand, ist überlegungswert.

Wenn der Vater einen Herzinfarkt oder Diabetes hatte, heißt das nicht, dass auch all seine Kinder dies später bekommen. (Diabetes kann vererbbar sein, aber nicht alle Kinder müssen davon betroffen sein.) Wenn die Mutter unter Magen-Darm-Krebs litt, bedeutet das nicht, dass die Kinder ebenfalls an Krebs erkranken. Natürlich ist es möglich, dass, wenn eine Mutter beispielsweise während der Schwangerschaft unter Bronchien-, Lungen- oder Verdauungsproblemen gelitten hat, das Kind später an ähnlichen Beschwerden leidet, weil es zu Sauerstoff- und Nahrungsmangel gekommen ist. Aber genau darum brauchen wir ein Gesundheitssystem, das uns helfen soll, uns von Anfang an gut um unsere Kinder und die Eltern zu kümmern.

Es gibt sehr viele gute, verantwortungsvolle Ärzte, die sich Zeit für ihre Patienten nehmen. Aber manche Aussagen und Empfehlungen von Ärzten werden meiner Meinung nach leichtfertig getroffen. Rasch bekommt eine Frau von einem Arzt zu hören: »Sie können nicht schwanger werden!« Doch ich kenne, wie wohl viele andere, einige Frauen, die trotz solcher Diagnosen Mütter geworden sind, obwohl dies angeblich nicht möglich sein sollte. Wenn solche Aussagen immer wahr wären, sind mein Sohn und seine Halbschwester auch Wunderkinder. Bei der Frau eines guten Freundes auf Kreta war zum Beispiel fast die gesamte Bauchregion mit Narben von früheren OPs übersät. Da konnte man ziemlich sicher sagen, dass sie nicht schwanger werden würde. Nach vielen Jahren des Versuchens hatte sie schließlich den Wunsch aufgegeben, Mutter zu werden. Doch etwa sechs Jahre nach dieser »Diagnose« wurde sie schwanger und brachte ihr Kind problemlos zur Welt. Später folgte sogar noch ein Geschwisterchen! Es zahlt sich also immer aus, das Vertrauen in den eigenen Körper nicht zu verlieren.

Bei Routineuntersuchung entdecken Ärzte häufig Knoten in den Brüsten von Frauen. Ohne irgendeine Empfehlung, was sie selbst tun könnten, um diese Knoten loszuwerden, werden sie zurück nach Hause geschickt. Natürlich ist regelmäßige Kontrolle und Behandlung wichtig, doch es ist auch möglich selbst etwas zu tun. Mehr dazu später.

Auf Empfehlung der Ärzte musste mein Schwiegervater sich vor etwa 22 Jahren einer Prostataoperation unterziehen, weil die Werte nicht optimal waren. Er weigerte sich, lebt heute noch und hat seine Prostata …

4. Verschwundene Traditionen, verlorenes Heilwissen

Wir hören oft, dass das Rauchen Lungenkrebs verursacht. Übermäßiger Alkoholkonsum schadet der Leber. Dennoch gibt es das Phänomen, dass einige Leute, trotz eines ungesunden Lebensstils, nicht erkranken, während andererseits Menschen, an Lungenkrebs und Lebererkrankungen sterben, obwohl sie ihr Leben lang weder geraucht noch Alkohol getrunken haben. Ich bin der Meinung, dass Erkrankungen auch mit der allgemeinen Konstitution des Körpers zusammenhängen.

Wenn wir alt werden, werden unsere Haare grau. Gedächtnis, Sehkraft und Hörvermögen lassen nach. Es bilden sich Leberflecke und Altersflecken und die Haut wird faltig. Der Körper schrumpft langsam, die Verdauung wird etwas träge. Besenreiser und Krampfadern treten auf. Knochen und Gelenke schmerzen häufig. Der Rücken ist nicht mehr stabil. Die Zähne ebenso. Das ist ein allgemeiner Alterungsprozess. Alles, was wir tun müssen, ist, den Körper ein bisschen mehr zu unterstützen, damit er seine Arbeit ohne irgendwelche Störungen fortsetzen kann.

Wir könnten auf natürlichem Wege gegensteuern, doch wir verlassen uns oft nur auf Medikamente. Warum in Europa die ursprünglichen Behandlungsmethoden der Vergangenheit in Vergessenheit geraten sind, ist in dem Zusammenhang eine gute Frage. Zu achtzig Prozent waren es, Berichten zufolge, Frauen, die über das alte Kräuterwissen und Kenntnisse über althergebrachte Heilmethoden verfügten. In einem dunklen Kapitel der Geschichte wurden sogar viele heilkundige Frauen als »Hexen« verbrannt.

Zum Glück gibt es im deutschsprachigen Raum wenigstens noch die Rezepte und Heilmethoden der Hildegard von Bingen und von einigen weiteren »Kräuterfachmenschen«. Die jüngere Generation hat heute kaum noch eine Ahnung davon, was Lebertran, Kieselsäure, Frühjahrskur, Brennnessel, Wermut oder Bertram sind. Auch in Sri Lanka ist die jüngere Generation kaum daran interessiert, regelmäßig eine Darmreinigung oder Entgiftung des Körpers als Prävention vorzunehmen. Wer krank wird, sucht nach den besten Ärzten (oder wenn genügend Geld vorhanden ist, nach jenen, die die höheren Rechnungen stellen). Sie schlucken Medikamente oder lassen sich operieren.

Unsere Vorfahren legten allerdings bei einem »echten«, einem allumfassenden Gesundheitssystem mehr Wert darauf, unsere Umwelt zu schützen und sauber zu halten. Hätten sie damals (vor etwa fünfhundert Jahren) die Umwelt so beschädigt wie wir heute, würde es vermutlich auf dieser Erde bald weder Menschen noch Tiere oder Pflanzen mehr geben oder kein sauberes Gebiet, in dem man längerfristig überleben könnte.

So wie die Natur zu der Zeit sauber war, gab es auch gesunde und unschädliche Lebensmittel. Gegen Krankheiten wurden reine Heilmittel aus der Natur eingesetzt, die keine Nebenwirkungen hatten. Auch damals wurden Nahrungsergänzungsmittel eingenommen, um den Körper zu unterstützen, aber man setzte auf natürliche Zutaten. Um gesund zu leben, fastete man regelmäßig und entgifteten und reinigten den Darm.

Diese Erde hat uns alles gegeben, was wir brauchen, um ein gesundes friedliches und zufriedenes Leben führen zu können. Alles, was wir brauchen, wächst hier, und was wir tun müssen, ist, die Natur nicht durch unsere eigenartigen Gewohnheiten und Wünsche zu stören und sie mit Sorgfalt und Dankbarkeit zu behandeln. Aber die Menschheit hat vieles vermasselt und kann nun das Rad der Zeit nicht einfach wieder zurückdrehen. In den letzten fünf, sechs Jahrhunderten wurde dieses Vermasseln grimmig, skrupellos, unmenschlich und die Menschheit verfiel einem unvorstellbaren Niedergang. Alles, einschließlich des Menschenlebens, wurde mit Profit verknüpft. Die Verantwortung für die Gesundheit des Menschen wurde ein profitables Geschäft, und viele traditionelle Methoden wurden vernachlässigt. Unabhängige, entwickelte Länder und ihre Bevölkerungen wurden ruiniert, manipuliert und abhängig gemacht. Sehr anspruchsvolle und interessante alte Kulturen, wie die mesopotamische, babylonische, ägyptische, griechische, römische Kulturen, die Mohenjo-Daro-Harappa, Maya, Inka, die uns große Schätze, viel Wissen und Mut überließen, gingen ganz oder teilweise unter. Heute liegt der Fokus in weiten Bereichen auf Unterhaltungsindustrie, Genuss- und Spaßgesellschaft. Wein-, Bier-, Schokolade-, Käse- und Kaffee-Kulturen tragen allerdings auch dazu bei, dass Menschen krank werden. Auch der Drogenkonsum ist nicht unerheblich.

In Asien dagegen wurden mit zwei wichtigen Heilpflanzen gearbeitet, dem Opium (Abin in Sri Lanka) und dem Cannabis (Ganja in Sri Lanka), aus denen die Menschen damals sehr wirksame Heilmittel gewonnen haben. Es ging dabei aber nicht darum, sich zu betäuben oder aus dem Alltag zu flüchten. Nützliche Kräuterelixiere und andere Präparate gegen geistige Erschöpfung, innere Krämpfe, Bronchialstörungen, Migräne und Muskelverspannungen wurden aus diesen Pflanzen produziert und sie fanden sich in nahezu jeder Hausapotheke. In Deutschland wurde zuerst Morphin und dann Heroin aus Opium produziert, das heute nur mehr eine illegale, giftige Droge ist. Aber weshalb sollte man nach so vielen tausenden Jahren gerade diesen Pflanzenkonsum einschließlich Cannabis verbieten? Sind diese Pflanzen wirklich um so vieles gefährlicher als manche Medikamente, die bei Krankheiten verschrieben werden?

Diese Erde hat sich von jeher immer wieder verändert. Dennoch hat sie genug von ihren Produkten für uns alle gespeichert und aufbewahrt. Darum schaffen wir es heute noch, auf ihr zu leben. Man sagt, dass wir hoch entwickelt sind, aber dennoch haben wir anscheinend kein gutes Gesundheitssystem, außer in geschäftlicher Hinsicht vielleicht. Viele Ärzte versuchen, sich diesem System anzupassen und zu überleben. Sie konzentrieren sich einfach auf ihre Fachrichtung. Schließlich müssen auch sie ihr Geld verdienen, um ihre Kosten zu decken. Wir können ihnen keine Schuld für diese Entwicklung geben.

5. Krankheiten, Krankwerden und die schlimmste aller Krankheiten

Um Medikamente zu verkaufen, brauchen wir Patientinnen und Patienten. Um Patienten zu schaffen, brauchen wir Krankheiten. Was ist aber nun Krankheit?

Wir haben es kurz angesprochen, die Krankheit ist prinzipiell das Gegenteil von Gesundheit. Krankheit und Gesundheit, die beiden sind sehr eng miteinander verbunden.

Ein Mensch kann zum Beispiel aus verschiedenen Gründen krank geboren sein oder gleich nach der Geburt schwer krank werden. Aber natürlich kann er trotzdem ein freundlicher, toleranter Mensch sein. Physisch krank, aber nicht psychisch. Umgekehrt kann ein körperlich gesunder Mensch an schweren psychischen oder neurologischen Mängeln leiden.

Sehen wir uns, abseits psychischer Krankheiten, die Krankheiten an, die häufig vorkommen. Die typischen Kinderkrankheiten, Drei-Tage-Fieber, Masern, Mumps, Kinderlähmung, Scharlach, Diphterie, Ringelröteln, Röteln, Windpocken, und Erkältungen, Grippe, Husten, Asthma, Knochen- und Gelenksentzündungen wie Rheuma, Arthrose und Gicht haben wir schon gestreift. Als Ursachen sind Viren, Bakterien und Harnsäureablagerungen bekannt. Einige Erkrankungen führen nach der Infektion meistens zu einer lebenslangen Immunität, z.B. Windpocken, Masern, Mumps etc.

Aber woher die Viren und Bakterien, welche verantwortlich für Krankheiten wie HIV, Borreliose, Vogelgrippe, Schweinegrippe, BSE, Merz und Sika gekommen sind, ist immer noch ein Rätsel, obwohl es inzwischen bereits Impfungen und Prophylaxen für einige Krankheiten gibt, die von Pharmakonzernen hergestellt werden.

Weitere häufige Erkrankungen sind zum Beispiel: Schlaganfälle, Herzkrankheiten, Krebs, Allergien, Diabetes, Parkinson, Alzheimer, Ekzeme, Neurodermitis, Myome, Polypen, Zysten, Verdauungsstörungen, Pilzerkrankungen, Endometriose, Hämorrhoiden, Migräne, Tinnitus, Augen-, Ohren- und Zahnbeschwerden. Auch Hirnblutungen und Drüsenkrebs treten vermehrt auf. Es gibt außerdem viele sehr seltene Krankheiten. Manche können glücklicherweise geheilt werden. Eine mir bekannte Frau litt unter einer Fehlbildung der Blutgefäße. (Arteriovenöse Malformation, kurz AVM: Dabei sind Arterien direkt mit Venen verbunden, ohne dass Kapillaren dazwischenliegen, nur kleine kugelige Blutgefäße.) Ihr linkes Bein wurde mit der Zeit ziemlich kraftlos und schmäler als das rechte. Als eines der Blutkügelchen platzte, wurde sie im Krankenhaus operiert. Nach der OP wurde ihr linkes Bein wieder fast normal.

Krampfadern (Venen) und Besenreiser sind besonders lästige Erkrankungen des Körpers. Die Aufgabe von Venen ist es, das Blut zum Herzen zu bringen. Die Aufgabe von Venenklappen ist es, das Blut bei Muskelentspannung daran zu hindern, wieder zurück in die Vene zu fließen. Bei Menschen, die meist im Stehen arbeiten, treten diese Beschwerden häufig auf. Auch ich habe oft im Stehen gearbeitet, und das teilweise in klimatisierten Räumen. Ich habe seit einigen Jahren ebenfalls diese Beschwerden, aber nur auf Stufe eins. Viele Menschen leiden unter Krampfadern, die mehr oder weniger auf Bindegewebsschwäche zurückzuführen sind. Ausgehen bei kaltem Wetter mit unpassenden Kleidern ist für die Venen überhaupt nicht gesund. Die schlimmste Folge ist, wenn die Venen die benötigte Blutmenge nicht mehr regelmäßig ins Herz liefern können. Denn der Herzmuskel mit den Aorta-Beugen beginnen sich dann abzuschwächen.

Wann immer mich jemand nach den »schlimmsten« Krankheiten fragt, lautet meine Antwort: Die schlimmsten Krankheiten der Menschheit sind die Erkältung und die Habgier.

Tatsächlich ist meiner Meinung nach die Erkältung eine der schlimmsten und gefährlichsten Krankheiten für die Menschen, weil sie so schlecht abschätzbar ist und sich harmlos gibt. Sogar bei Krebs kann man häufig zumindest eine Einschätzung dazu treffen, ob man eine gute Chance hat, wieder gesund zu werden, welche Phasen vielleicht drohen und welche Metastasen auftreten können. Aber eine Erkältung ist erstens ansteckend und und kann sich zu einer Krankheit auswachsen, die die Gesundheit enorm beeinträchtigen kann, wenn man mit ihr unvorsichtig umgeht oder diese Krankheit schlimmer wird. Viele verschleppen eine Erkältung, weil sie sie nicht ernstnehmen und dann kann sie schnell in weitere Erkrankungen münden. Die Folgen können enorm sein: Husten, Lungenentzündung, Mandelentzündung, Polypen, Bronchitis, Asthma, Angina, Appetitlosigkeit, Schlafstörungen, Saustoffmangel, Nervenschwäche, Erschöpfung, Katarrh, Heuschnupfen, Zwerchfellverspannung und Hauterkrankungen zur Folge haben. Wenn eine sich verschlechternde Erkältung einen permanenten Mangel an Sauerstoff und – aufgrund von Appetitlosigkeit – einen möglichen Mangel an Nährstoffen verursacht, kann dies sogar die Körperzellen schwächen und später dazu führen, dass Körperzellen mutieren.

Wenn Kinder längere Zeit an einer Erkältung leiden, heißt das, dass ihr Körper und ihr System durch mangelhafte Sauerstoffzufuhr nicht richtig weiterwachsen kann und bestimmte Drüsen- und Organfunktionen geschwächt werden können. Bei einigen werden frühzeitig die Mandeln entfernt, ohne dass dabei beachtet wird, dass diese wichtige Detektoren sind, die dem Körper als vielseitiger Schutzwall dienen, einen wichtigen Teil unseres Abwehrsystems bilden und darüber hinaus über die Fremdkörper das Immunsystem alarmieren.

Die Habgier wiederum verursacht ebenfalls viele weitere krankheitsähnliche Zustände wie Eifersucht, Zorn, Ungeduld, Unzufriedenheit, Ängste und Depressionen. Solche Zustände machen einen Menschen schwer krank und schaden zudem der Menschheit und der gesamten Welt. Es gibt dagegen leider keine Behandlung oder Heilmittel außer dem vernünftigen und gesunden Gedanken. Aber wenn eine dieser Krankheiten in der Natur eines Menschen liegt, dann bleibt sie meistens für immer mit ihm oder ihr.

Ich unterscheide bei der Habgier zwei verschiedene Seiten: Die *negative Habgier* ist sehr gefährlich, sie versucht, immer mehr zu sammeln, egal wie zu profitieren, zu stehlen, Mitmenschen auszunutzen und auszusaugen, sie will niemandem etwas gönnen und geben und wird nie zufrieden sein mit dem, was sie hat. Verlieren will sie auf gar keinen Fall und sie macht die Welt unruhig und kaputt. Wem Habgier in der Natur liegt, der schämt sich nicht mal, den Mitmenschen zu sagen, dass er sie ausnutzen darf.

Die *positive Habgier* will den Menschen etwas Gutes tun, großzügig sein und noch mehr geben. Mit dieser Einstellung kann man leicht verlieren, oder gönnerhaft wirken, aber doch wünschen sich solche Menschen Harmonie und schützen andere und die Welt. Wenn diese in der eigenen Natur liegt, wird man oft von den anderen ausgebeutet, betrogen, ausgenützt und ausgepündert.

Ich habe mich oft gefragt: »Warum bringen wir uns gegenseitig um, wenn wir alle irgendwann mal sowieso sterben müssen? »Warum werden wir gierig, wenn es genug Platz für uns alle auf dieser Erde gibt und niemand nach dem Tod etwas mitnehmen kann?« *Wir können essen, so viel der Magen vertragen kann, aber nicht alles, was auf dem Buffet vorhanden ist.*

6. Was auf uns wirkt und Nebenwirkungen

Viele Menschen und Kinder werden – auch in Sri Lanka – krank, weil sie mit giftigen Substanzen in Baustoffen, wie z.b. Farbe, Asbest, Schutz- und Poliermittel, in Kontakt kommen. Handwerker, die früher selten Schutzmasken getragen hatten, erkrankten sogar an Haut- und Knochenkrebs. Genmanipulierte Lebensmittel enthalten oft Kunstdünger oder Hormone, die schädlich sind, und Medikamente, die wir einnehmen, haben viele Nebenwirkungen. Übermäßiger Konsum von Zigaretten, Alkohol und Drogen schaden unserem Körper in jedem Alter. All diese Nebenwirkungen sind keine Geheimnisse. Achten Sie einfach einmal bewusst auf die Verbraucherinformationen bei Verhütungspillen, Aspirin, Kortison, Paracetamol, Antibiotika, Blutverdünnungsmitteln und Analgetika.

Die Menstruation ist zum Beispiel einer der wichtigsten biologischen Prozesse einer Frau, die nicht nur aus Blut, sondern auch aus Sekreten und Schleimhautresten besteht. Über die hormonellen Regelkreise des Menstruationszyklus beginnt die Reifung einer Eizelle, der Eisprung und die Vorbereitung der Gebärmutterschleimhaut. Wenn dieser Prozess gestört wird, heißt das, dass die Systeme im Körper der Frau durcheinandergeraten. Schauen Sie sich einmal an, was Sie allein durch die Anti-Babypille bekommen können! Einige ihrer Nebenwirkungen sind zum Beispiel die Begünstigung von Schlaganfall und Herzinfarkt, Krebs, Leberschäden, ständige Müdigkeit, Diabetes, Unfruchtbarkeit und Fehlgeburten, Vitalmangel, Osteoporose, Schilddrüsenerkrankung, Schwächung des Immunsystems.

Auch Aspirin und Kortison kommen häufig und rasch zum Einsatz. Bekannte Nebenwirkungen von Aspirin, abgesehen von anderen, eher seltenen Folgen sind jedoch: Magen-Darm-Beschwerden wie Sodbrennen, Übelkeit und Erbrechen, Bauchschmerzen, Durchfall, geringfügige Blutverluste aus dem Magen-Darm-Bereich. Kortison haben auch typische Nebenwirkungen wie: das »Cushing«-Syndrom mit »Vollmondgesicht«, »Stiernacken«, Gesichtsrötung und brüchige Hautgefäße, Blutdruckanstieg, Blutzuckererhöhung, Erhöhung der Blutfettwerte, gesteigerte Infektanfälligkeit, Gewichtszunahme, Wassereinlagerung im Gewebe und Osteoporose.

Für mich gibt es ein paar Aussagen, die ein besseres Verständnis über die Grundlagen eines gesunden Lebens ausdrücken: »Auf der Erde, wenn ihr Boden reich an Nährstoffen und nicht vergiftet ist, genügend Wasser und Temperaturen hat und die klimatischen Bedingungen günstig sind, wachsen Pflanzen und Bäume gewöhnlich sehr gesund und sind stark, nützlich und reich an Früchten und schönen Blumen. Es gibt Schatten und genügend Holz. Stürme oder plötzliche Wetteränderungen können sie nicht so leicht zerstören. Aber wenn der Boden arm an Nährstoffen ist, zu wenig Wasser hat und sehr heißen oder kalten Temperaturen ausgesetzt ist, bzw. ein unruhiges Klima vorherrscht, können wir nicht das Gleiche von den Bäumen erwarten.« »Um ein stabiles, sicheres Gebäude zu bauen, benötigen wir ausgezeichnete Baumaterialien.« Rahmenbedingungen sind also wichtig.

Viele Menschen verstehen zum Beispiel nicht, wie wichtig ausreichender *Schlaf* (möglichst ohne zuvor Alkohol, Nikotin, Drogen oder Schlaftabletten zu sich zu nehmen) für den Körper ist. Gesund ist es, wenn wir täglich etwa sieben bis acht Stunden schlafen. Das ist eine klare Sache: Ohne diese Erholungsphase ist ein gesundes und aktives Leben langfristig sehr unwahrscheinlich. Selbst die Organe und Drüsen brauchen Ruhepausen, um sich regenerieren zu können.

Wir wissen bereits, dass Krankheiten wie Grippe, Erkältungs- und Heuschnupfen in der Regel im Frühjahr und Ende Herbst auftreten. Meine Überzeugung ist, dass nicht Bakterien oder Viren stärker geworden sind, sondern unsere Körper und sein Immunsystem schwächer. Ich eine schwere Grippe ohne Antibiotika überstanden. Nach meinen Erfahrungen können diese Krankheiten uns nicht so leicht angreifen, wenn wir als Vorbeugung auf das Essen und Trinken achten. Fette und proteinreiche Nahrung, alle kalten Getränke und Nahrungsmittel spielen dabei wesentliche Rollen. Reduzierung aller stressigen körperlichen Aktivitäten spart Kraft für das Immunsystem. Mehr warme Speisen und Getränke wie Suppen, Eintöpfe und Kräutertees passen sehr gut für einen kalten Winter.

Wir wissen es: Zu viel Sonne kann gefährlich werden. Wir reden zwar über das »Sonnenbaden«, doch die Sonne ist nicht zum Baden gemacht. Obwohl das Sonnenlicht auch für unser allgemeines Wohlbefinden und insbesondere für die Vitamin-D-Produktion wichtig ist, kann zu lange heiße direkte UV-Strahlung die Knochen- und Hautzellen beschädigen. Manchmal treten Sonnenallergien auf. Haut- und Knochenkrebs können spätere Folgen sein. Dennoch braten viele Menschen im Urlaub mit Vorliebe stundenlang in der Sonne. Das grenzt an bewusste Selbstbeschädigung. Bei Sonnencremen, die Zinkoxid oder weitere schädliche Stoffe enthalten, ist die Gefahr noch höher. Wenn wir die Tiere beobachten, wann sie die Sonne genießen, können wir einfach verstehen, wann die Sonne auch für uns gut ist. Kein Tier in unseren Breiten liegt in der heißen Mittagssonne. Die Haut künstlich bräunen zu wollen, ist ebenfalls nicht gesund. Besonders für Kinder, Menschen mit Leberflecken, Bindegewebeschwäche, Cellulitis, Krampfadern und Besenreisern.

Ich hatte außerdem immer Zweifel an der Verwendung von Deos. Durch ein Mittel die Schweißdrüsen zu blockieren, kann nicht gesund sein. Die Verwendung solcher Produkte in einem Bereich der Drüsen und Lymphknoten kann Gesundheitsschäden verursachen, weil diese zuerst die Schweißdrüsen versiegen lassen und die Haut zusammenziehen. So werden die Schweißkanäle verengt und Ablagerungen verschließen die Ausgänge der Kanäle.

Die gesundheitlichen Folgen nach den Umweltkatastrophen wie der Bhopalkatastrophe in Indien und Tschernobyl in Russland waren und sind nach wie vor enorm. Nach der Tschernobylkatastrophe gab es tödliche Leukämieerkrankungen, Schilddrüsenkrebserkrankungen und sonstige Krebserkrankungen. Genetische und teratogene Schäden, wie verringerte Fruchtbarkeit bei Männern und Frauen, die Zahl der Totgeburten, Komplikationen bei der Geburt können direkte Folgen ionisierender Strahlung sein. Diese kann sogar die allgemeine Intelligenz und Gesundheit der Kinder beeinträchtigen. Bei Erkrankungen der Augenlinsen (z.B. dem Grauen Star) ist ein Zusammenhang mit radioaktiver Belastung möglich. Auch bei anderen Augenerkrankungen wird ein Zusammenhang mit der Strahlungsaktivität vermutet.

Die Bhopalkatastrophe, bei der aufgrund menschlicher Fehler mehrere Tonnen giftiger Stoffe aus einem Chemiewerk austraten, verursachte Verätzungen der Schleimhäute, Augen, Lungen und auch schwere Verätzungen innerer Organe. Weiters konnte es unverändert in den Kreislauf gelangen und seine direkte Toxizität hat die Fähigkeit, die stoffwechselaktiven Biomoleküle anzugreifen. Tausende Menschen starben an den Folgen dieses tragischen Unglücks.

Wir alle wissen, wie die Umweltvergiftung durch verschiedene Waffentests, Abgase aller Art, Fortbewegungsmittel wie Fahrzeuge, Flugzeuge und Raketen, Insektenbekämpfungsmittel, Pestizide und andere Produkte (Farbstoffe, Treibstoffe, Verdünnungsmittel etc.) mit ihren Giften und Abgasen uns krankmachen. Selbst Chlor im Wasser als chemisches Element kann Beschwerden bei den Atemwegen verursachen.

Aber abseits von Katastrophen gibt es weitere typische alltägliche Verrichtungen, die uns schaden können. Für viele Menschen ist zum Beispiel ein Saunabesuch schon gesundheitsgefährdend. Bei Anfälligkeit sind Kreislaufzusammenbrüche und Herzprobleme die Folgen. Auch Nasenbluten oder rasender Puls können auftreten. Nicht jeder Körper verträgt die Sauna.

Beim Sauna-Solarium-Besuch halten Sie den Kopf lieber bedeckt, um die extremen Temperaturschwankungen, die auch auf das Gehirn wirken, zu vermeiden. Gehen Sie nicht gleich danach in die Kälte hinaus. Der aufgewärmte Körper verträgt kalte Luft sehr schlecht und dies kann schnell zu Verschleimung und Kopfschmerzen führen. Manchmal kommen die Beschwerden erst Jahre später zum Tragen.

Was wir ebenfalls nicht auf die leichte Schulter nehmen sollten, sind die Nebenwirkungen von Mobiltelefonen mit ihrer Strahlung. Kopfschmerzen, Müdigkeit, Übelkeit, entzündliche Erkrankungen bis hin zum Herzinfarkt und erhöhtes Risiko für Krebs und Hirntumoren sind die Auswirkungen dieser Erfindung.

Die Liste dessen, was alles auf uns wirkt, und welche Nebenwirkungen unsere Gesundheit beeinträchtigen können, ist schier unendlich. Jeder von uns reagiert anders auf viele dieser Umwelteinflüsse.

Was ich Ihnen aber mit alldem sagen möchte, ist: Wir können aus jedem Unglück auch weiteres »Glück« gewinnen. Wenn wir wissen, dass alles Mögliche aus unserer Umwelt uns schaden kann, können wir versuchen, unseren inneren Körper sauber zu halten und das andere giftige Zeug möglichst von uns fernzuhalten. Auf diese Weise können wir gesünder bleiben. Und natürlich können wir, wenn wir auf die Geradheit unseres Körpers achten, ihn hervorragend unterstützen, wenn wir auch weitere Vorsichtsmaßnahmen berücksichtigen und uns gegen potenzielle Schadenseinwirkung vorbeugend schützen.

Nur wenn wir lernen, auf unseren Körper zu hören, die Bedeutung seiner Geradheit erkennen und auch Bewusstsein dafür schaffen, dass weniger manchmal mehr ist, wir bereit sind, Verantwortung für unsere Gesundheit zu übernehmen, helfen wir unserem körpereigenen Gesundheitssystem, sich zu verbessern.

7. Fünf verschiedene Ursachen, die mit Krankheiten verbunden sind

Es gibt natürlich viele verschiedene Gründe und Ursachen, wie ein Mensch krank werden kann. Die folgenden sind nur einige davon. Wenn wir diese Ursachen durch die Änderungen unserer ungesunden Angewohnheiten vermeiden oder lindern können, haben wir bessere Möglichkeiten, uns und unsere Kinder gesund zu erhalten.

Grund 1. Das Leben beginnt – die Schwangerschaft der Mutter

Unser Leben beginnt nicht erst nach der Geburt. Schon im Bauch der Mutter werden Grundlagen für später gelegt. Es gibt einige Faktoren, die einem Kind bereits in dieser Phase schaden können.

- Wenn die Mutter während der Schwangerschaft geraucht, Alkohol getrunken, unverhältnismäßige Sportarten oder Bewegungen ausgeübt hat, (besonders in den ersten Wochen unbewusst, weil sie ja nicht wusste, dass sie schwanger geworden ist), können die Giftstoffe dem Kind schaden. Z.B. seine Augen, Lungen beeinträchtigen oder eventuelle Fehlbildungen anlegen usw.

- Die Mutter war als Schwangere für längere Zeit schwer erkältet oder hatte Verdauungsprobleme und sollte Medikamente mit Nebenwirkungen nehmen.
- Äußere Situationen wie Stress, Trauer, Angst oder Wut, Appetitlosigkeit, Schlaflosigkeit oder außergewöhnliche körperliche Anstrengungen oder Unfälle wie Stürze. Dies kann dazu führen, dass die Nabelschnur des Kindes in fortgeschrittener Schwangerschaft sich um den Hals wickelt, oder eine Zwerchfell-Verengung verursachen, die später schwere Beschwerde herbeiführt.
- Körperliche Beschwerden wie Rückenschmerzen, schiefer Rücken wie bei Skoliose, schiefes Becken oder schiefer Hüftstand, zu niedriger oder zu hoher Blutdruck, Bindegewebsschwäche oder Kopfschmerzen. Folge können sein: Fehlbildungen, Fehlgeburten, Frühgeburten und Organ- und Systemschwäche.
- Falsche Ernährung. Z.B. unausgewogenes und unregelmäßiges Essen. Schädliche Lebensmittel wie Meeresfrüchte, Thunfisch, essigreiche Nahrungsmittel oder schweres Essen, wie gegrillte Rotfleischsorten, gebackener Käse und schwer verdauliche Backwaren. Im Kapitel »Das offene Geheimnis gesunder Ernährung« auf Seite 127 erfahren Sie mehr darüber.

Grund 2. Das Leben entdecken – im Kindesalter

Unsere Kindheit ist in psychischer und physischer Hinsicht eine wichtige Zeitspanne. Die gesamte spätere Entwicklung und Gesundheit fußen darauf, was in dieser Phase angelegt

wird. Es gibt viele Auslöser, die Krankheiten oder Fehlent-
wicklungen auslösen oder bedingen können.

- Sehr wichtig ist bei den Babys die endgültige Schließung der Fontanelle. Als Fontanelle bezeichnet man
  jenen Bereich des Schädels von Neugeborenen, der
  in dieser ersten Zeit noch nicht durch Knochen- oder
  Knorpelstrukturen erfasst ist. Dieser Prozess der
  Schließung dauert etwa zwei Jahre. Bis dahin können
  die Kinder nicht einmal einen starken Wasserstrahl auf
  ihrem Kopf ertragen. Jeder starke Druck auf die Schä-
  deldecke kann das Wachstum des Rückenmarks und
  die Bildung des Schädels erheblich beeinflussen und die
  innere Struktur kann schräg wachsen. Bereits in dieser
  Phase unseres Lebens kann unsere Gesundheit also beeinflusst werden.
- Es kann eine Auswirkung haben, wenn die Mutter
  das Kind nicht stillen konnte und das Kind Basismilch
  bekam. Es gibt nichts Besseres als Muttermilch für einen
  Säugling, mindestens in den ersten sechs Monaten.
- In Europa wird das Kind oft in den ersten Monaten oft
  hochgehoben, obwohl sein Hals noch nicht ganz stabil ist. Das kann zu Verengerungen im Hals-, Nackenbereich führen, die zur Folge haben können, dass das
  Wachsen der Schilddrüsen, Mandeln, eventuell der Kie-
  fergelenke und das Wachstum des Kopfschädels gestört
  werden. Ein Kind sollte daher stets sehr achtsam und
  behutsam hochgehoben werden.
- Wenn Säuglinge in Bauchtaschen transportiert werden,
  wird seine Wirbelsäule zusammengedrückt, was dazu
  führt, dass das Rückenmark samt den Organen geschwächt werden kann, besonders, wenn die Trägerin
  oder der Träger selbst eine Schiefhaltung hat.
- Falsche Ernährung, z.B. am späten Abend eine schwere Mahlzeit, einschließlich kalter Speisen wie Eis und
  Joghurt, oder Pudding und Schokolade.

- Bei einer Erkältung darf man den Kopf nicht nass machen, das kann zu vermehrter Verschleimung führen.
- Häufige Probleme mit dem Atmungssystem oder mit dem Verdauungssystem verursachen Sauerstoff- und Nährstoffmangel während des Wachstums.
- Wenn aufgrund von Unfällen der Körper schief wächst.
- Das Kind hat stark gefroren, gehungert oder litt unter Angst-, Wut- oder Panikattacken – dies kann dazu führen, dass Beschwerden wie Appetit- und Schlaflosigkeit, zu Verdauungsstörungen oder Wachstumsstörungen führen oder eventuell sogar Behinderungen zur Folge haben.
- Wenn Kinder genetisch veränderte, künstliche oder hormonreiche Nahrung essen. (Wenn eine Kuh täglich zwischen 15 bis 20 Liter Milch gibt oder ein Hähnchen nach drei bis vier Wochen Lebenszeit bereits ein bis zwei Kilo wiegt, ist das nicht normal. Die Produkte dieser Tiere können die Kinder nicht unterstützen!)
- Obwohl dies Kindern Spaß macht, ist es ungesund, sie mit vollen Mägen direkt nach dem Essen herumtoben zu lassen. Folgende Störungen können später auftreten: Sodbrennen, Magenkrämpfe, Zwerchfellfehlhaltung und Fehlfunktionen des Darms.

Grund 3. Das Leben verändert sich – als Teenager
Die Zeit als Teenager ist eine besondere Herausforderung. Vieles ändert sich, die Prioritäten verschieben sich. Man ist kein Kind mehr, aber noch nicht erwachsen. Jetzt gilt es, Stabilität für das spätere Erwachsenenalter zu gewinnen. Auch gesundheitlich ist dies eine heikle Phase.
- Wie schon weiter vorne beschrieben, kann die Pille, die zur Verhütung oder gegen Krampfschmerzen während der Periode genommen wird, zu gesundheitlichen Schäden führen.

- In diesem Alter konsumieren viele zu früh hormon- oder hormonreiche Getränke.
- Zu wenig Schlaf kann, wie angesprochen, zu Problemen führen, ebenso wie
- zu wenig Sport,
- dauerhafter Stress,
- viel Alkohol und Nikotin und natürlich
- eventueller Drogenkonsum.
- Dadurch können bei manchen Konzentrationsschwäche, Lustlosigkeit und Unzufriedenheit, Schlaflosigkeit, Appetitlosigkeit und Verspannungen im Körper und Depressionen bis hin zu Burnouts auftreten.

Grund 4. Das Leben leben – als Erwachsene

Bis wir erwachsen sind und unseren Platz im Leben gefunden haben, ist einiges passiert. Nun kommt es darauf an, sich nicht in Stress, Hektik und Alltagsroutinen völlig zu verlieren und rechtzeitig Maßnahmen zu setzen, um seine Gesundheit im Auge zu behalten und ihren Erhalt für das Alter vorzubereiten. Typische Krankheitsauslöser können sein:

- Bewegungsmangel oder zu schwere körperliche Arbeit,
- einseitige körperliche Arbeit,
- unausgewogene Ernährung und unregelmäßige Mahlzeiten, (am schlimmsten sind Zwischenmahlzeiten wie Schokolade, Kuchen, Kekse, Nüsse, Eis, zuckerreiche Getränke und Kaffee),
- dauerhafter beruflicher und Karrierestress; dies kann Einsamkeit, tiefsitzende Angst, Druck und Unsicherheit im privaten oder beruflichen Leben auslösen.

Grund 5. Gesundheitsschäden, die uns alle treffen können
Fehlbildungen des Körpers, Infektionen, Vergiftungen und
Unfälle sind Schäden, die uns alle jederzeit treffen können.

Viele von uns werden durch die schiefe Körperhaltung
krank, die ich später noch ausführlich beschreibe, und diese
Krankheiten werden oft mit Spritzen, Kapseln und Tabletten
behandelt.

Es gibt jedenfalls drei wichtige, einfache Fragen, die Sie
sich im Namen eines gesunden Lebens auf jeden Fall stellen
können:

- Ist es notwendig, immer nur Medikamente gegen Krankheiten einzunehmen?
- Um regelmäßig zu trinken oder einen wirksamen Kräutertee oder Kräuterzusatz zu sich zu nehmen, sollten Sie
  da warten, bis Sie krank werden?
- Unterstützt der tägliche Konsum von viel Kaffee, Bier
  und Wein unser Immunsystem?

Denken Sie daran: Die Verantwortung für Ihre Gesundheit
und einen gesunden Lebensstil liegt zu einem großen Teil bei
Ihnen! All das, was wir bis jetzt besprochen haben, ist doch
eigentlich einfach oder?

8. Warum tun wir, was uns schadet?

Das Gleichgewicht unseres Körpers zu erhalten, ist viel einfacher, wenn wir einen gesunden Lebensstil pflegen. Das
klingt banal, aber, wenn wir uns so umsehen und beobachten, wie viele Menschen leben, dürfte es nicht ebenso einfach
durchzuführen sein.

Das bedeutet nicht, dass wir allen Lebensgenüssen ab-
schwören sollten. Es bedeutet noch nicht mal, dass wir
Tabak, Alkohol und Fleisch gar nicht konsumieren sollten,

oder dass wir trotz eines gesunden Lebensstils nie krank werden. Aber die Vorteile sprechen natürlich für sich: Wenn unser Körper im Gleichgewicht ist, werden wir nicht so leicht krank. Und wenn wir krank werden, erholen wir uns rasch, zumindest, wenn keine Komplikationen auftreten. Nicht nur präventive Methoden, sondern auch das Wissen über den Körper, seine Selbstheilungsmethoden und die Richtlinien eines gesunden Lebens helfen uns, uns selbst zu retten.

Obwohl dies mit unserem heutigen modernen und stressigen Lebensstil schwer vereinbar ist, müssen wir versuchen, das zu schaffen. Wenn wir so viele andere Dinge in unserem Leben verwalten können, warum können wir diese eine, diese wichtigste Sache nicht bewältigen? Warum tun wir uns gerade damit so schwer? Unsere Gesundheit können wir durch unseren Lebensstil bis zu einem gewissen Grad tatsächlich selbst beeinflussen. Wir könnten viel dazu beitragen, das Risiko zu erkranken, zumindest zu senken. Doch wir tun es nicht. Wir essen zu viel und das Falsche, bewegen uns zu wenig – wir schaden uns! Aber wir ändern unsere Gewohnheiten nicht. Warum? Wenn wir einiges von den Funktionen unseres Körpers besser verstehen, einfache Methoden erlernen, die ihn unterstützen und wir deshalb besser mit dem eigenen Körper umgehen können, dann genießen wir automatisch auch unser Leben mehr. Manchmal ist es nicht so einfach, aber wenn wir wirklich wollen, können wir dies schaffen!

Dann rauchen wir nicht, und schon gar nicht, während wir an Husten und anderen Atemwegebeschwerden leiden, trinken keine kalten Getränke, essen kein Eis und kein Joghurt und nehmen keine kalten Bäder, wenn wir erkältet sind.

Denken Sie noch einmal gezielt darüber nach, was Sie für Ihren Körper tun!

Was bedeutet der tägliche Konsum von vielen Zigaretten, Kaffee, Bier oder Wein für unseren Körper und sein System? Sie wissen es! Es ist kein Geheimnis. Warum geben wir uns nicht mehr von dem, was unserem Körper wirklich nützlich ist?

Viele finden nicht einmal die Zeit, etwa 15 bis 30 Minuten pro Tag für körperliche Übungen zu erübrigen. Manche finden nicht einmal die fünf Minuten, die es braucht, um zehnmal tief ein- und auszuatmen, sodass zumindest ihre Zwerchfellverengung frei wird. Warum?

Wie viele Stunden verschwenden wir mit allen anderen Tätigkeiten? Wie oft sehen Sie auf Facebook, Twitter, Instagram und sonstigen Plattformen nach, was es Neues gibt? Bringt Ihnen das etwas, außer das Gefühl, dass Sie ohnedies nichts versäumt haben? Es ist ein Unglück, dass die Priorität für die persönliche Gesundheit oft so niedrig eingestuft wird, eine grundlegende Schwäche des modernen Menschen. Bis etwas passiert. Bis uns unser Körper deutlich sagt, dass es genug ist. Erst, wenn wir krank sind, und das bewusst zur Kenntnis genommen haben, haben wir plötzlich genug Zeit, um zu jeder vorgeschlagenen Untersuchung zu gehen und allerlei Spezialisten und Therapeuten zu besuchen. Nicht nur das! Acht bis zwölf Tabletten täglich zu schlucken, bestimmte Nahrungsmittel zu vermeiden und sich mit sich selbst auseinanderzusetzen, wird auf einmal möglich. Ist das nicht verrückt? Solange wir uns gesund fühlen, haben wir keine Zeit, um uns unserer Gesundheit zu widmen, sobald es nicht mehr so ist, gibt es nichts Wichtigeres. Wir haben Angst davor, was passieren könnte, obwohl wir es jahrelang zu einem gewissen Anteil in der Hand hatten.

9. Einfache Gesundheitsregeln aus meiner Kindheit

Ich vergesse nie meine Kindheit und möchte Ihnen an dieser Stelle mit großem Respekt und Dankbarkeit jene Körperreinigungsmethoden und bestimmte Regeln beschreiben, die wir in unserer Kindheit befolgen und ausführen mussten.

Es sind ganz einfache, bekannte Dinge, die mich mein gesamtes Leben begleiten, und ich bin davon überzeugt, dass sie einen hohen Einfluss auf den Grad der Gesundheit haben.

Sie lauten:

- Ein- bis zweimal im Jahr führe ich eine Darmreinigung mit Kräuterpillen und eine Körperentgiftung mit Neem-Milch-Präparaten durch. (Neem/Niem/Margosa – Azadirachta indica – ist eine sehr bittere Heilpflanze in Sri Lanka.)
- Unmittelbar nach dem möglichst gesunden Essen Sport, schwere körperliche Anstrengungen, Duschen oder Baden vermeiden.
- Möglichst keine Mahlzeiten auslassen und auf eine Unterhaltung während des Essens verzichten. Auf Zwischenmahlzeiten völlig verzichten.
- Sich möglichst nicht direkten, heißen Sonnenstrahlen auf den Kopf und den Körper aussetzen.
- Bei Erkältungen besonders vorsichtig mit sich umgehen.

Natürlich befolgen viele Leute diese Methoden und Regeln heute nicht mehr, aber es gibt sie noch in vielen Regionen auf Sri Lanka und in vielen asiatischen Ländern.

Diese fünf Grundprinzipien klingen doch nicht allzu schwierig, oder? Es gibt natürlich noch viel mehr, was Sie für sich tun können. Das Wichtigste aber ist: Erst einmal klein anfangen, dafür aber konsequent dabeibleiben!

IV. Ayurveda – das Wissen vom gesunden Leben

All die Altkulturen, jedes Land und jede Nation auf dieser Erde verfügten über das Wissen, was zu einem gesunden Leben beiträgt. Die Menschen erweiterten ihr Wissen immer mehr, angeregt von ihrem Selbsterhaltungstrieb, durch präzise Beobachtungen und Forschungen. Die Methoden der Prävention, der Chirurgie wie auch der Heilmittel, die die Gesundheit und das alltägliche Wohlbefinden unterstützen, wurden kontinuierlich verbessert und je nach Lebensstil und Gewohnheiten modifiziert. Die Gewürze, Heilmittel, Weine, Liköre, Essig, Honig und Öle wurden aus eigenen Bodenschätzen und Erzeugnissen hergestellt. Manchen Kulturen beschäftigten sich über den Tod hinaus mit dem Körper und entwickelten die Mumifizierung, das heißt, sie schützten nicht nur erfolgreich den Körper lebender Menschen, sondern wandten ihre Kenntnisse auch auf die Erhaltung des Körpers Verstorbener an. Deshalb zählt dieses Wissen, die Wissenschaft vom gesunden Leben, zu den ältesten Heilkünsten der Welt, das man in Sanskrit *AYURVEDA* nennt. Das Ziel dieser Wissenschaft ist es, ernsthafte Krankheiten zu verhindern, die Auslöser der Krankheiten zu verstehen, sie richtig zu behandeln und die Menschen zu einem gesunden Lebensstil zu führen.

Die Methoden variierten von Region zu Region, abhängig vom jeweiligen Klima, den wachsenden Heilpflanzen und der Vegetation, vom Lebensstil und der Kultur. Deshalb gibt es verschiedene Fastenzeiten, Entgiftungsmethoden, schönheits- und gesundheitsfördernde Ergänzungsmittel, Bäder und Saunen, verschiedene Teesorten, Weine und Kräuterschnäpse.

Es gibt zwei Abschnitte von Ayurveda.
1. *Siddha Ayurveda* ist seit über 10.000 Jahren in Sri Lanka und Südindien bekannt. Die Medizin von Siddha-Ayurveda wurde ständig von vielen Weisen entwickelt und verbessert, wobei die einzigartige Verfügbarkeit lokaler Ressourcen genutzt wurde. Sie ist in Südindien in der tamilischen Sprache beheimatet. Siddha Ayurveda basiert nicht auf einer Religion, sondern auf einer Kultur, einer Lebensweise und der meditativen Weisheit des Bewusstseins, die erkannt hat: »Nur indem wir gesund sind, können wir Spiritualität erlangen und unsere höchste Wahrheit leben.«
2. Das *heute bekannte traditionelle Ayurveda* wurde vor etwa 5.000 Jahren in der nordindischen Region gegründet und in der Sanskrit-Sprache niedergeschrieben.

Der Unterschied zwischen Ayurveda-Methoden und Schulmedizin ist, dass sich die konventionelle Schulmedizin auf die Behandlung des kranken Körperteiles beschränkt, Ayurveda dagegen behandelt den ganzen Menschen.

1. Ayurveda in Sri Lanka

Sri Lanka, das Land, dessen Bewässerungssystem sich als das erfolgreichste der Welt herauskristallisierte, und das als »Getreidespeicher des Ostens« berühmt war, hatte ein eigenes indigenes System der traditionellen Medizin, das als »Helawedakama« bekannt war, das weltweit älteste medizinische Behandlungssystem. Es gibt mittlerweile fundierte Beweise für prähistorische Siedlungen in Sri Lanka von etwa 125.000 BP. Niemand kann aber genau sagen, ab wann Sri Lanka sein eigenes Gesundheitssystem entwarf. Es entwickelte sich ein System, das auf einer Reihe von Rezepten basierte, die über einen Zeitraum von etwa 3.000 Jahren von Generation zu Generation überliefert wurden. Dieses System ist in Sri Lanka seit über 15.000 Jahren bekannt, bevor sein Namen durch die indische Beeinflussung in Ayurveda geändert wurde. Die später übernommenen Methoden aus Indien (hauptsächlich Siddha-Methoden) sowie die arabische Unani-Medizin und Aspekte des griechischen Medizinsystems wurden in das System aufgenommen.

Die alten Könige, die auch prominente Ärzte waren, unterstützten damit ihr Überleben. Die Sarartha Sangrahaya, ein umfassendes Manuskript, das die Ärzte in Sri Lanka noch heute als Referenz verwenden, wurde von König Buddhadasa (398 n. Chr.) geschrieben. Alte Inschriften auf Felsen geben Zeugnis von den organisierten medizinischen Leistungen, die seit Jahrhunderten im Land existierten. Die schönen Ruinen von Mihintale und Ritigala sind die Beweise dafür, dass hier die ersten Krankenhäuser der Welt gewesen sein könnten.

Obwohl heute alles unter heute unter dem Begriff *Ayurveda* versammelt wird, werden viele unserer einheimischen Methoden und Mittel von Region zu Region unterschiedlich verwendet. Selbst das indigene Volk Sri Lankas, das Veddas genannt wird, verwendete bis vor zwei oder drei Jahrzehnten nur seine eigenen Methoden, die bis heute noch als Erstes zur Anwendung kommen, wenn jemand krank wird.

Dieses Wissen wurde zuerst mündlich weitergetragen und viel später auf Palmenblätter niedergeschrieben.

Seit 1961 gibt es in Sri Lanka ein Amt für Ayurveda und 1977 wurde die Ayurveda-Universität gegründet. Es gibt zwei Ausbildungswege in Sri Laṇka zum Ayurveda-Arzt, die gleichermaßen anerkannt und angesehen sind: entweder durch die universitäre Ausbildung oder die Ausbildungen der Kindern von Ayurveda-Ärzten/Heilern, die direkt von diesen lernen.

2. Ayurveda-Boom: Aber Vorsicht! – Nicht überall, wo Ayurveda draufsteht, ist auch Ayurveda drin!

Ayurveda erlebt derzeit einen wahren Boom. Eine Vielzahl an Angeboten flutet den Markt. Es ist schwer, den Überblick zu behalten.

Vor ungefähr dreißig Jahren wusste kaum jemand in Europa von Ayurveda oder Ayurveda-Zentren in Indien oder Sri Lanka. Das frühere Indien war viel größer als das heutige Indien. Ein Teil, das heutige Pakistan, wurde zuerst 1947 von den Engländern geteilt und 1971 kam es zu einer weiteren Teilung, es entstand das heutige Bangladesch. Aber niemand spricht über »Ayurveda« oder »Ayurveda-Zentren in Pakistan oder Bangladesch«. Es gibt auch anscheinend keine »Typ-Nahrung« oder »Ayurveda-Küche« aus diesen beiden Ländern. Zu der Zeit boomte ein profitorientierter Zweig von Ayurveda aus Indien. Das erste Ayurveda-Zentrum für Europäer wurde in Sri Lanka während dieses Booms Anfang 1994 eröffnet. Der Besitzer war Peter Huber, ein Österreicher, der mit einer singhalesischen Frau verheiratet war. (Er war der Erste, der versuchte, seinen Leuten aus Europa durch Ayurveda etwas wirklich Gutes zukommen zu lassen, statt nur Geld verdienen zu wollen. Er starb Anfang 2014 in Wien und wurde in Sri Lanka beerdigt.) Die Kunden stammten zu dieser Zeit nur aus dem deutschsprachigen Raum. Die ersten Zentren wurden durch Deutsche und Schweizer finanziert. Immer noch sind einige Zentren im Eigentum von Deutschen, Schweizern oder Österreichern. Dieser Boom wurde ein himmlisches Geschenk und eine Geldquelle für viele bis dahin erfolglose Gasthäuser. Innerhalb weniger Jahre entstanden zahlreiche Ayurveda-Zentren auf der Insel, nicht nur in einfachen Gästehäusern, sondern auch in größeren Hotels. Inzwischen gibt es sogar Ayurveda-Spas oder -Studios in touristischen Gebieten und Städten, wo man eine Massage bekommen kann. Plötzlich standen Ayurveda-Familien mit ihren Zentren zur Verfügung und man sprach von »Typen«, »Typessen«, »Doshas«, »Pancha-karma«, »Vata«, »Pitta«, »Kapha«, »Abyanga«, »Shirodhara«, »Synchronmassage«, »Meditation«, »Yoga«, »Ghee«, »Aama«, »Agni«, »Rajas« und »Ojas«. In vierzehn Tagen Urlaub konnte man eine »13-Tage-Intensiv-Ayurveda-Kur« buchen. (Ich kenne die gegenwärtige Situation nicht, aber früher war das Siddhalepa Ayurveda Health Resort das Einzige, das solche Programme nicht angeboten hat.)

Wie läuft so eine Intensiv-Kur ab? Nach einer anstrengenden Reise von vierzehn bis sechzehn Stunden von Europa aus gelangen die von der Reise erschöpften Kunden zum Ayurveda-Zentrum. Unmittelbar danach, am Nachmittag oder Abend nach der Pulsdiagnose, macht der Arzt eine Untersuchung mittels Stethoskops und Blutdruckmessgerät. Dann wird die Konstitution bestimmt und geklärt, somit ist die Beratung beendet. Auf der Karte steht zum Beispiel: »Vata – 6«, »Pitta – 8«, »Kapha – 10«, Zahlen, die nach der Kur ausgeglichen werden sollten. (Man versteht darunter nicht seinen Typ, sondern die Beschwerden/Störungen in seinem Körper.) Die Anwendungen werden im Voraus geplant. Es werden auch Ernährungspläne erstellt. Am Ende der Kur bekommen Sie noch ein Blumenbad.

Was ist verkehrt an dieser Vorgehensweise? In der Regel bräuchten Sie vor und nach einer Kur Ruhe. Sie sollten zuerst ankommen und sich ausruhen. Der Körper sollte sich an die Temperaturen gewöhnen. Nur so kann man den inneren

Zustand des Körpers genau spüren. So viel Zeit nehmen sich jedoch die wenigsten – Urlaubstage sind schließlich kostbar. Unmittelbar nach der Kur geht es deshalb in der Regel ans Packen, hinzu kommen der Stress am Flughafen und der lange Flug, für viele mit einem gehörigen Jetlag verbunden, und manchmal kommt man wieder zurück ins kalte Wetter. Somit ist die Wirkung der Kur fast halbiert.

Bald wurde Ayurveda in überall in Europa ein Begriff: Was in Europa allerdings in eine sehr negative Richtung gelaufen ist, ist die rein konsumorientierte Vermarktung der Ayurveda-Küche, des »Typ«-Essens, der »Typgerichte«. Auch Schulung in Massageausbildungen, die einschließlich der Intensivanwendungen innerhalb von nur ein paar Tagen absolviert werden können, liefen meiner Ansicht nach in die falsche Richtung. Innerhalb weniger Jahren gab es in Europa mehrere Institutionen, an denen man sich zum »Ayurveda-Masseur und -Therapeuten« ausbilden lassen konnte. Ernährungsberater und Yogalehrer wurden ebenfalls ausgebildet. Bis dahin unbekannte »Ayurveda-Wellness-Massagen« begannen auf der »Wellness-Bühne« zu tanzen. Hautreiben mit Seidenhandschuhen war ein Highlight. In einigen Hotels wurden Ayurveda-Zentren etabliert, in denen zum Teil sogar Ärzte und Therapeuten aus Indien und Sri Lanka beschäftigt waren. Zahlreiche Bücher zu dem Thema drängten auf den Markt. Darunter waren einige ayurvedische Kochbücher, die meist mit normalen indischen Rezepten illustriert und dargestellt wurden. Seit einigen Jahrzehnten gibt es in Europa indische Lokale mit indischem Essen und seit ca. zwei Jahrzenten redet man von »ayurvedischem Essen aus Indien«. Ayurveda-Produkte aus Indien und Sri Lanka gab es fast überall zu kaufen. Anstatt geeignete Sonnenblumen- oder Johanniskrautöle aus der Region, wurden Vata-, Pitta-, Kaphaöle und weitere Öle für die unterschiedlichen Typen empfohlen. Einige auf Sesamöl basierende Produkte verursachten dabei bei manch einem Hautirritationen. Es gab ein Gerücht über Schwermetalle in den Produkten. Die Ayurvedamassage wurde in Europa vor allem als »Ölmassage« berühmt. Ingwerwasser war das Beste für alle. Anstelle von Kirschkernen- oder Dinkelsäckchen aus der Region verwendete man exotische Kräutersäckchen. Es gibt die interessantesten Auswüchse dessen, was unter Ayurveda alles verstanden werden kann. Egal ob die Kunden erkältet, alkoholisiert, voll gestresst oder einen vollen Magen haben, in vielen Wellness- und Spa-Hotels werden die Anwendungen durchgeführt. Nach den Anwendungen können die Gäste in die Bar gehen und ein Bierchen trinken oder eventuell etwas Sport treiben. Sogar Musik-CDs, die angeblich gut geeignet für die drei unterschiedlichen Typen waren, kamen später auf den Markt. Meditationen und Mantra-Singen wurden ebenfalls angeboten. Es gab plötzlich auch hier Ayurveda-»Experten oder -Pioniere«. Vielleicht sogar mehr Yogalehrer und -lehrerinnen als in Indien.

Es gab und gibt selbstverständlich zahlreiche sehr gute, talentierte und begabte Ayurveda-Ärzte nicht nur in Sri Lanka und Indien, sondern in jedem Land, die man sogar Pioniere oder Experten nennen kann. Ihre Pulsdiagnose oder andere Untersuchungsmethoden waren bewundernswert, auch wenn sie danach noch zusätzlich Stethoskop und Blutdruckmessgerät verwendet haben. In Sri Lanka war der den Europäern woll bekannteste Ayurveda-Arzt wohl Dr. Alawattegama, mit dem ich vor und während meiner Arbeit in den ersten drei Ayurveda-Zentren und danach bis zu seinem Tod viel zu tun hatte. Er war auch Berater des heimischen Ayurveda-Ministeriums.

Es ist wunderbar, dass sein Sohn Dr. Vipula Alawattegama, der das Wissen direkt von seinem Vater erhalten hat, seine Aufgabe nun fortsetzt. Sanjeewa Paris, der seit Gründung des Therapeutenteams von Dr. Alawattegama ein Mitglied war, über fünfzehn Jahre in den ersten Ayurveda-Zentren Sri Lankas gearbeitet hat und ein sehr umfassenden Wissen in Therapie und Körperkorrektur besitzt, führt heute zwei seiner eigenen Ayurveda-Zentren unter den Namen »Sign of Life« und »Spirit of Life« , die meiner Meinung nach zu den seriösesten Ayurveda-Zentren in Sri Lanka gehören. Sie sind kaum in den Marketingkampagnen von Reisebüros oder ayurvedischen Marktlieferanten zu finden.

Wenn ich von Seriosität im Zusammenhang mit einem Ayurveda-Zentrums spreche, bezieht sich das übrigens auf die Erfahrung des Behandlungsteams. Es geht nicht darum, dass möglichst viele unterschiedliche Anwendungen angeboten werden, bei denen man sich wohlfühlen und entspannen kann, sondern um ein gut ausgebildetes Team von Therapeuten, das über ausreichende Kenntnisse über den Körper und seine Störungen verfügt und das die Beschwerden der Kunden unter Anleitung eines ausgebildeten Arztes korrigieren kann. Bei »echten« Ayurveda-Behandlungen geht es eben nicht um einen Aufenthalt mit allem Luxus, sondern um eine gemütliche, beruhigende Atmosphäre, um eine Oase der Ruhe.

Die positive Seite dieses Ayurveda-Booms ist aber jedenfalls, dass wenigstens:

- das Interesse der Menschen in Europa geweckt wurde, sich ein wenig mehr und mit anderen Methoden um ihre Gesundheit zu kümmern und sich um eine gesunde Ernährung zu bemühen, sowie das Interesse an Naturheilkunde und Übungen wie Yoga/Tai Chi verstärkte;
- die Kunden, die sich die Preise leisten können, in den Genuss einer guten Körper-Reinigungs- und Entgiftungskur in tropischem Klima kommen.
- Einige Menschen, die schwerkrank und hilflos waren, wurden durch diese Kuren sehr gut geheilt und können ihr Leben wieder genießen. Ausgezeichneten Behandlungen von sehr erfahrenen Ärzten (nicht in jedem Zentrum), die ihre eigenen Kräuterpräparate entwickelten,

trug zu der zielgerichteten Behandlung dieser Menschen bei.

Warum erzähle ich Ihnen das alles? Sehr einfach! Wir kennen bereits die chinesische, indische, deutsche, arabische, italienische, griechische, thailändische und einige andere Küchen und ihre Rezepte, die zum jeweiligen Land und seinem Volk gehören. Die Menschen in Indien und Sri Lanka wissen nichts über die »ayurvedische Küche«, von »Typ-Gerichte« oder einer »Typisierung«. Selbst ein Ayurveda-Arzt gibt zu Hause seiner Frau keine Anweisungen, wie das Essen zubereitet werden soll. Kann jemand ein Restaurant oder ein Hotel in Indien oder in Sri Lanka finden, das eine Ayurveda-Menü-Karte oder -Getränkeliste anbietet? (Ich würde mich allerdings nicht wundern, wenn es heute tatsächlich schon solche Lokale geben würde. Aber diese hätten nichts mit Traditionen zu tun.)

Glauben Sie, dass eine lokale Familie, die Sie zu einer Mahlzeit einlädt, nach Ihrem Typ fragt, um das Essen Ihrem Typ gerecht vorbereiten zu können? Oder Ihnen vor dem Essen erklärt, welche Eigenschaften die Gerichte enthalten? Sicherlich nicht. Falls Sie ein Verdauungsproblem erwähnen, wird Ihnen wohl meistens eine Gewürzsuppe (Rasam), Gewürztee oder ein Kräutergetränk vor dem Essen serviert, und dann dürfen Sie essen, was auf den Tisch kommt. Wenn Sie eine Erkältung oder eine Unverträglichkeit haben, werden Sie beraten, bestimmte Gerichte zu vermeiden. Die Kombination von Lebensmitteln und Geschmacksrichtungen ist oft bitter, sauer und scharf und die Nachspeisen bestehen meist aus Früchten, Quark oder etwas Süßem, um die negativen Auswirkungen der scharfen Gewürze zu lindern. Früher benötigten die Mütter und Frauen, die meistens das Kochen innehatten, keine Anweisungen oder Kochrezepte.

Von einem guten Beispiel aus jüngster Zeit, welche Auswüchse der Boom teilweise angenommen hat, möchte ich

Ihnen in diesem Zusammenhang kurz erzählen: Zwei meiner Freunde, die eine Ayurveda-Kur in Sri Lanka gebucht hatten, besuchten kurz vor ihrer Abreise interessehalber einen Kurs über vegane Ernährung bei einem »Ernährungsexperten« aus Deutschland. Dieser Ernährungsexperte kontaktierte vorab das Ayurveda-Zentrum in Sri Lanka erhob, als er davon erfuhr, die folgenden Einwände hinsichtlich des Essens. (Natürlich ohne respektvolle oder einfach höfliche persönliche Anrede und Schlussformeln.)

»Sorry but what you prescribed as Ayurveda in food has nothing to do with Ayurveda at all I have sent you guests they are coming for traditional Ayurveda meals.

Breakfast IDLIS
Lunch THALI«

»Entschuldigung, aber was Sie als Ayurveda-Essen verschrieben haben, hat überhaupt nichts mit Ayurveda zu tun. Ich habe Ihnen Gäste geschickt, die wegen traditioneller Ayurveda-Mahlzeiten kommen.

Frühstück IDLIS
Mittagessen THALI«

Der Witz ist, dass dieser Experte noch nie einen Gast zu diesem Zentrum geschickt hat. Meine Freunde hatten ihn nicht einmal um derartige Unterstützung gebeten. Ihm zufolge sollte man Idlis und Thalis anscheinend in Ayurveda-Zentren auf Sri Lanka servieren.

Idli ist ein sehr beliebtes traditionelles Frühstücksgericht der südindischen und tamilischen Küche. Auch in tamilischen Restaurants in Sri Lanka ist Idli erhältlich. Hauptzutaten sind schwarze geschälte Linsen und Reis. *Thali* ist eigentlich der indische Name (Hindi: Thalee) für die runde

Platte, auf der die Speisen serviert werden. Thali-Essen gibt es nicht nur in Indien, sondern auch in Nepal, Pakistan, Afghanistan und Bangladesch. Auch in Sri Lanka wird es dort, wo die Tamilen leben, angeboten.

Als ich bei dem Schreiber per E-Mail nachfragte, was er denn damit gemeint hatte, bekam ich als Antwort nur dieses kurze Schreiben, aber natürlich wieder ohne Anrede und Schlussformeln.

»Ich habe von 1971 bis 1982 in Indien gelebt, studiert und weiß sehr gut, was klassisches Ayurveda ist und kann. Was ihr da anbietet, hat nichts damit zu tun. Traurig, was ihr da macht.«

Seiner Meinung nach gibt es also nicht nur traditionelles ayurvedisches Essen, sondern auch klassisches Ayurveda. Von wem und woher er diese Thesen gelernt hat, weiß ich nicht! Darum rede ich von einer Ayurveda-Boom-Variante. Es ist wirklich eine Schande!

Ich wurde oft zu diesem Thema befragt und gab stets nur eine Antwort in Form von zwei Fragen:

- Kennen Sie ein Land oder ein Volk mit dem Namen »AYURVEDA«?
- Haben Sie in Indien oder Sri Lanka je Frauen mit drei Brüsten gesehen?

Natürlich waren einige Zuhörer fassungslos. Dann fuhr ich jeweils mit meiner Antwort fort: So weit ich weiß, gibt es nirgendwo auf dieser Erde eine »Ayurveda-Küche« oder ein »Typ-Essen«. Wenn es so etwas gäbe, sollte es auch Muttermilch geben, die den Kindern nach ihrem Typ gegeben wird. (Fragen Sie mich nicht, wie das funktionieren könnte, wenn eine Mutter nur eine dieser Typen wäre.) Die Mütter müssten viele verschiedene Gerichte für die Kinder nach ihrem jeweiligen Typ kochen (zudem hatte eine Mutter früher mehr Kinder als heute). Da es kein solches kulinarisches Jonglieren gibt, haben die Mütter das Essen stets so zubereitet, das es für alle gut verträglich war. Wenn eines der Kinder etwas anfällig oder krank war, hat sie ihm bestimmte Lebensmittel nicht gegeben und von anderen effektiven und gesundheitsfördernden Lebensmitteln und Heilmitteln ein bisschen mehr, bis das Kind wieder fit und gesund war. Das ist auch heute noch so.

Wer schafft es schon dauerhaft, für jedes Familienmitglied extra frisch zu kochen, wenn für jeden nach seinem Typ ein anderes Essen empfohlen wird? Die Zubereitung von Speisen nach der Elementen-Lehre oder nach den Typen kann im gewöhnlichen Alltag nicht funktionieren. Manche Familien schaffen es selten, überhaupt zwei einfache Gerichte am Tag hinzubekommen, um sich mindestens zweimal täglich zu ernähren. Sie haben zudem gegessen, was sie sich leisten konnten. Zusätzlich haben die Menschen natürliche Nahrungsergänzungsmittel genommen, um fehlende Nährstoffe auszugleichen.

Einige asiatische Gewürze und Kräuter, wie Ingwer, Zimt, Langpfeffer, Koriander, Kümmel, Kreuzkümmel, Fenchel, waren auch im deutschsprachigen Raum schon vor etwa zehn Jahrhunderten gut bekannt. Sie finden sich auch in vielen Rezepten von Hildegard von Bingen. Bei der Zubereitung eines bayerisches Schweinskopf-Gerichts wird zum Beispiel reichlich Ingwer verwendet.

Die großen Weisen (nicht nur Männer, sondern auch Frauen) haben ihr Wissen über das gesunde Leben in zwei verschiedene Richtungen aufgebaut:
- Wie können wir gesund leben?
- Wie können wir Kranke heilen?

Gesundes Leben erfordert eine gesunde Ernährung einen gesunden Lebensstil, eine saubere Umwelt und eine ruhige Atmosphäre. (Haben wir Letzteres auf unserer heutigen Erde überhaupt noch irgendwo?)

Kranke heilen bedeutet nach dieser Philosophie nicht, die Symptome einer Krankheit zu behandeln, sondern nach der Ursache zu suchen und diese dann gezielt zu behandeln. Es wurde keine Therapie geplant, bevor die körperlichen Beschwerden und ihre Ursache richtig erkannt wurden.

Die Heiler konzentrierten sich auf den Körper als Ganzes und entwickelten verschiedene Massagen, Saunen, Bäder und Bewegungsmethoden, die ein Verdrehen und sich Zusammenziehen des Körpers verhinderten. Die Bewegungsmethoden wie Tai-Chi, Qi Gong und Yoga trugen dazu bei, den schädlichen Druck oder die Verdrehung des inneren Körpers zu vermeiden.

Wenn der Buddhismus uns lehrt, ohne Leid zu leben, lehrt uns diese ursprüngliche Wissenschaft, Ayurveda, gesund zu leben.

3. Die drei Typen – Energieeigenschaften

Im Ayurveda gibt es drei Eigenschaften- bzw. Energieprinzipien, die man allgemein als »Doshas« oder »Typen« bezeichnet. Die Eigenschaften dieser Energieprinzipien, Vata = Luft, Pitta = Feuer, Kapha = Wasser, sind nicht nur im Menschen vorhanden, sondern auch in Tieren, Pflanzen und Früchten deutlich erkennbar. Die Menschen, die vor etwa hundert Jahren lebten, beschäftigten sich meist bei Tageslicht. Sie hatten eine viel sauberere, natürlichere und ruhigere Welt, als wir das heute haben. Sie konnte die drei Eigenschaften besser zuordnen, obwohl es fast keinen hundertprozentigen Einzeltypen gab.

Zum besseren Verständnis werden die folgenden kurzen

Erklärungen Ihnen helfen, zu verstehen, welche Eigenschaften den verschiedenen Typen zugeordnet werden.

- *Vata-Typ:* oft unsicher und erscheint zu Terminen eher zu früh, redet viel, bewegt sich rasch, friert schnell, hat oft Verdauungsstörungen, schläft nicht zu lange, hat einen leichten Körperbau und nimmt kaum zu.
- *Pitta-Typ:* mutig und bei Terminen pünktlich, bewegt sich schnell, schnell reizbar und jähzornig, hat eine gute Verdauung, schläft gut, hat einen stabilen und durchschnittlichen Körperbau.
- *Kapha-Typ:* hat stabile Gedanken, fast nie pünktlich, bewegt sich langsam, regt sich selten auf, schläft gut und lange, hat eine gute Verdauung und legt an Körpergewicht leicht zu.

Auch Lebensmitteln werden unterschiedliche Eigenschaften zugeordnet. Eine weiterführende Erklärung steht im Kapitel »Das offene Geheimnis gesunder Ernährung« auf Seite 127.

4. Der Mensch im Zentrum – die Ayurveda-Behandlungen

Wie in allen alten Gesundheitssystemen stehen die Symptome auch im Ayurveda erst an zweiter Stelle. Im Vordergrund steht der Mensch als Gesamtheit und so wird er auch behandelt.

Es wird nach dem Verhältnis und Missverhältnis der drei Dosha-Energien gesucht und eine ganzheitliche Therapie eingeleitet, die in erster Linie auf die Stärkung und Reinigung des gesamten Organismus, insbesondere seiner

Schwachstellen, sowie die Wiederherstellung des Gleichgewichts im gesamten Körper ausgerichtet ist.

Sehr bekannt ist die »*Panchakarma-Kur*«. Pancha bedeutet »fünf« und Karma »Behandlungen«.

Panchakarma beinhaltet fünf grundlegende Reinigungen:

- Reinigung durch Erbrechen
- Reinigung durch Medikamente
- Reinigung durch die Nase
- Reinigung durch Einlauf
- Reinigung durch Blutegel

Diese einzelnen Reinigungen werden je nach Bedürfnis durchgeführt.

Zum Beispiel:

- bei verschleimten Lungen oder übersäuerten Magen – Reinigung durch Erbrechen
- bei Beschwerden im Verdauungstrakt – Darmreinigung mit Medikamenten
- bei Polypen oder Nasennebenhöhlenbeschwerden – Reinigung durch die Nase
- bei Verstopfung – Reinigung durch Einlauf
- bei unheilbaren Verletzungen, Geschwüren oder Blutvergiftungen – Reinigung durch Blutegel.

Tatsache ist, wer regelmäßig seinen Körper reinigt und entgiftet, hat kaum schädliche Abfälle im Körper und verfügt über eine bessere Immunkraft. Er wird seltener von Krankheiten angegriffen, und wenn doch, dann ist er schneller wieder gesund, während die anderen viel länger leiden.

Die Frage ist, ob diese tausenden von Jahren alte Gesundheitslehre heute noch genauso wirksam ist?

Heute finden wir viele Menschen, die von klein auf häufig krank sind, nicht wegen des Ungleichgewichts der Vata, Pitta und Kapha, sondern auch wegen des Konsums vieler körperschädlicher Nahrungsmittel, von Drogen und aufgrund anderer Ursachen, die ich schon ausführlich geschildert habe.

Ayurveda kann bei vielen Beschwerden helfen, aber natürlich nicht alles heilen. Die Unterfunktion der Schilddrüse erhöht zum Beispiel das Körpergewicht eines Menschen, während die Überfunktion das Körpergewicht reduziert. Ihre Beschwerden kann man nicht mit Dosha-Ungleichgewicht verbinden. Wenn ja, müssten nach einer Ayurveda-Kur ja die erhöhten Vata- oder Pitta- oder Kapha-Zahlen reduziert sein und die Schilddrüsen sollten wieder normal funktionieren.

Wenn jemand mit HIV infiziert worden ist, kann eine Ayurvedakur ihm nicht helfen. Selbst wenn man regelmäßig Panchakarmakuren gemacht hat, besteht außerdem wenn man mit einer/einem HIV-Kranken unvorsichtig Geschlechtsverkehr hat, die Gefahr einer Infizierung.

Oder wenn jemand einen Bandscheibenvorfall hat, können die Schmerzen und das Problem nicht allein durch eine Massage mit Vata-Öl beseitigt werden (weil Vata Schmerzen verursacht), ohne entsprechende Therapie.

Gerade aus diesem Wissen heraus ist es vor allem wichtig, Vorsichtsmaßnahmen zu ergreifen. Dabei helfen uns Ayurveda und andere alte Lehren.

Wichtig ist es zu wissen, dass jede Anwendung im Ayurveda eine Intensivanwendung ist. Dabei konzentriert man sich auf die Wirkung durch die Anwendung, aber nicht einfach auf das Wohlfühlen (Verwöhnen). Verwöhnt man den Körper mit Öl und zwei- oder vierhändigen Massagen oder damit, die Haut mit einem Seidenhandschuh zu reiben und zu putzen, so ist nicht das Wohlfühlen Ziel dieser Ayurveda-Anwendungen. Nicht mal ein Prozent der Bevölkerung in Indien oder Sri Lanka haben Kenntnis von diesen Anwendungen. Natürlich ist nicht nur das Streicheln, sondern auch eine Massage mit Creme oder Öl für alle gut, wenn ein Mensch gestresst ist oder seine Muskulatur verspannt ist oder im Alltag wenig körperliche Berührungen bekommt. Doch bei den richtigen Anwendungen geht es um etwas anders.

Diese Anwendungen wirken sehr intensiv, wenn man sie richtig ausführt. In den Ayurveda-Zentren werden sie auf Anordnung des Arztes durchgeführt. Einen Stirnguss/Shirodara darf man nicht einfach so ohne Vorbehandlungen oder kurz vor oder nach dem Sonnenuntergang machen. (Eine wichtige Regel lautet: Mit dem Sonnenuntergang ist die Arbeit zu beenden, die Außentemperaturen fallen schnell ab, der Körper beginnt, sich an die Veränderungen anzupassen und auszuruhen. Deshalb darf man in dieser Zeit keine intensiven Anwendungen durchführen.) Ölanwendungen im Winter sollten sehr vorsichtig durchgeführt werden. Wenn der Kunde gleich nach der Anwendung in die Kälte hinausgehen muss, ist zu bedenken, dass die ölige Haut schnell frieren kann. Dies gilt auch beim Saunabesuch. Frauen dürfen während der Periode oder einer Schwangerschaft ebenfalls einige Anwendungen nicht bekommen. Ebenso ist dies, wenn jemand erkältet ist, zu hohen Blutdruck oder sonstige akute Beschwerden hat, weil die Beschwerden sich danach verschlechtern können. Bei Ganzkörpermassagen ist darauf zu achten, ob der Kunde unter zu hohem oder zu niedrigem Blutdruck, Bindegewebsschwäche, akuten Krampfadern oder Besenreisern leidet. Die Thrombosegefahr ist ebenfalls nicht zu unterschätzen.

Im Allgemeinen darf außerdem keine Anwendung durchgeführt werden, wenn der Kunde alkoholisiert ist, unmittelbar zuvor gegessen oder starker körperlicher Anstrengung ausgesetzt war. Es ist auch wichtig, den Körper von jeglicher Kosmetika zu befreien. Über die Ruhezeiten vor und nach Anwendungen habe ich bereits gesprochen. Sie sind ebenfalls sehr wichtig.

Viele dieser Regeln werden bei nicht seriösen oder rein

an höchstem finanziellen Gewinn ausgerichteten Instituten oft nicht beachtet.

Aber befassen wir uns nicht länger mit den vermasselten Boom-Varianten. Viele dieser präventiven Methoden der alten Zeiten passen auch heute noch sehr gut für uns alle. Es gibt tatsächlich sehr nützliche Richtlinien der ursprünglichen Lehre, die heute für unser Leben sehr unterstützend sein können. Neben verschiedenen Regeln, die unshelfen, unseren Körper gesund zu erhalten, gibt es ein paar Fragen, die wir uns stellen können, um uns noch besser zu orientieren.:

- Wie können wir uns gesund ernähren?
- Wie können wir unseren Körper regelmäßig äußerlich und innerlich reinigen und entgiften?
- Was gehört alles zu einer gesunden Lebensweise?
- Welche Bedeutung hat die aufrechte Haltung?
- Welche bewährten Untersuchungsmethoden gibt es?

Diese Methoden und Erklärungen sind mehr oder weniger in jedem Land gleich, weil sie ursprünglich die Gesundheit des Menschen als das Wichtigste betrachteten. Die heimischen Elixiere, Tinkturen, Schnäpse, Kräutertees und -getränke, Kräutersalben und Pasten, Wickel, Packungen, Inhalationen, Räucher- und Körperentgiftungs-Methoden usw. sind weitere Beispiele, die für gleichen Zwecke entwickelt worden sind.

Eine Entgiftung des Körpers sowie die Darmreinigung helfen der Gesundheit des Menschen, seien es eine Fastenkur, Kneipp oder Hildegard-von-Bingen-Methoden, Moorkur, Traditionelle Chinesische Medizin (TCM) oder eine Ayurveda-Kur. Es ist wichtig, all diese Anwendungen regelmäßig und zum richtigen Zeitpunkt zu machen.

Nicht alles, was als gut und gesund gilt, ist gleichermaßen für jeden Menschen geeignet.

Meine Meinung ist, dass Anwendungen wie Kopfmassage, Rückenmassage und Fußmassage abgestimmt auf die individuellen Körperbedingungen, wenn sie richtig durchgeführt werden, im Ayurveda die effektivsten Massagen sind, die jedem guttun, auch als Vorbeugung gegen verschiedene Beschwerden wie Schlaflosigkeit, Kopfschmerzen, Muskel- und Rückenmarksverspannungen, Gedächtnis-, Atemwege-, Herz-Kreislauf- oder Verdauungsstörungen und Stress. Dahingegen wirken *Ganzkörpermassagen* nicht unbedingt gesundheitsfördernd, wenn die Menschen an Bindegewebeschwäche, Nährstoffmangel, zu niedrigem oder zu hohem Blutdruck etc. leiden und besonders dann nicht, wenn der Körper eine schiefe Haltung aufweist. In solchen Fällen treten bei manchen Kunden nach einer Ganzkörpermassage Kopfschmerzen auf. Jede Massage oder Anwendung ist übrigens auf jeden Fall noch wirksamer, wenn die schiefe Haltung des Körpers zuvor korrigiert wird.

Der *Stirnguss* ist eine sehr intensiv wirkende hervorragende Anwendung, besonders für die heutigen modernen gestressten Menschen sowie für Studenten, die viel geistig arbeiten müssen und für ältere Menschen. Richtig durchgeführt, harmonisiert er das zentrale Nervensystem und verbessert das Gedächtnis. Die ausgleichende, entspannende und beruhigende Wirkung aktiviert das Immunsystem und baut Stress ab. Vorbeugend beseitigt er Nervenleiden, Lähmungen und Gelenkabeschwerden und verlangsamt den Alterungsprozess. Diese Anwendung sollte nicht unmittelbar nach einer Darmreinigung erfolgen oder davor, denn die intensiven Wirkungen können im schlimmsten Fall sogar Schäden wie Hirnblutung, Kreislaufstörungen, Kraftlosigkeit und Systemstörungen des Körpers hervorrufen. Deshalb ist es so wichtig, sich nur von kompetenten und gut ausgebildeten Menschen behandeln zu lassen.

Die Kraft des Mondes verursacht während seines Zunehmens hohe Gezeiten, Flut und Ebbe. Die Wirkung bei Behandlungen nahe den Vollmondtagen verursacht wegen des hohen Wasserhalts des Körpers auch bei Menschen gewisse körperliche Anstrengungen. Manche schlafen schlecht, während andere etwas unruhiger wirken. Auch bei kranken Menschen, z.B. bei Asthmakranken, ist eine Verschlechterung der Zustände zu erkennen. Hat eine Frau an Vollmondtagen ihre Menstruation, hat sie häufig eine besonders starke Blutung und diese dauert sogar etwas länger als sonst. Wegen dieser Wirkung des Mondes werden im Ayurveda akut Erkrankte erst nach Vollmondtagen behandelt und die intensiven Anwendungen wie Stirnguss, Nasen- oder Darmreinigung werden an diesen Tagen nicht durchgeführt.

An dieser Stelle möchte ich ein paar hervorragend wirkenden Kräuterpräparate erwähnen, die in keiner Hausapotheke des Ayurveda fehlen dürfen.

In Sri Lanka und Indien gibt es ein Kräuterpräparat namens »Thripala« (Thipal = Dreikräutermischung), welches nach einem uralten Rezept zubereitet wird. Es gilt als ein »Geschenk der Natur«, das man bereits seit tausenden Jahren kennt. Dieses sollte man nach jeder Mahlzeit einnehmen, um das Essen besser verdauen zu können. Dieses Geschenk brachten Könige oder Minister mit, wenn sie einander besuchten oder andere vornehme Menschen. Der Wunsch »Ayubowan! – »Ich wünsche dir ein langes Leben!« – ist die Begrüßung in Sri Lanka, die das Wesentliche beinhaltet: Gute Verdauung verlängert das Leben.

Für die Darmreinigung gab es Vireka Guli (Vireka = abführend, Guli = Kügelchen). Diese wirken sehr stark und für die einmalige Einnahme gedacht.

Vireka Churna (Churna = Pulver) ist dagegen ein Kräuterpulver, das milder wirkt und das man zwei- bis dreimal hintereinander einnehmen kann. Wer an Verstopfung leidet, kann es in kleinen Mengen regelmäßig zu sich nehmen. Dieses Pulver ist auch unter den Namen »Sukumara Churna« oder »Churnam« bekannt und bei Ayurveda-Shops in Europa und bei seriösen Internetanbietern erhältlich.

Die Elixiere *(Arishtas, Indisch: Arishtam)* standen nicht als Medizin, sondern als Nahrungsergänzungsmittel zur Verfügung, werden nach einer traditionellen Aufbereitung hergestellt und in Holzfässern gelagert. Sie enthalten ca. zehn Prozent Alkohol.

- *Dasamoolaarishta (Dasa-Moola-Arishta/Zehn-Wurzel-Elixier):* Dieses Elixier wird aus zehn verschiedenen Heilpflanzwurzeln (daher stammt der Name) hergestellt und ist sehr wirksam für das allgemeine Wohlbefinden, insbesondere kräftigt es das Herz, unterstützt den Blutkreislauf und hilft gegen Erschöpfung und geistigen Stress.
- *Nimbarishta:* Mit seiner blutreinigenden Wirkung unterstützt es die Beseitigung von Hautausschlägen und Wurminfektionen.
- *Balarishta:* Gut gegen Krankheiten wie Arthritis, Rheuma oder andere Autoimmunleiden. Beschrieben als stärkend, nährend und regenerierend, ist es ein gutes Nerventonikum und verbessert die Stärke der Nerven, Muskeln und Knochen.
- *Ashwagandharishta:* Dies ist ein natürliches Aphrodisiakum und verjüngt Körper und Geist. Als Tonikum unterstützt es die mentale und gastrische Gesundheit und verleiht innere Ruhe und Stärke, Vitalität und Leistung, und fördert ein langes Leben.

Außerdem gibt es noch *Rasayanas* (Kräutermus). Dies sind Kräuter- und Mineralstoffmischungen, die Langlebigkeit, Körperkraft und allgemein ein glückliches Lebensgefühl fördern sollen.

Sie unterstützen den Körper dabei, die ursprüngliche Ordnung des Organismus zu erhalten, die Jugendlichkeit zu bewahren und den Alterungsvorgang zu verlangsamen, um das Immunsystem und die Körpergewebe zu stärken. Zwei davon sind:

- *Chyawanprashrasayana* – es nährt den gesamten Körper und wirkt verjüngend.
- *Ashwagandharasayana* – nährt den gesamten Körper und hat starke nervenberuhigende Eigenschaften. Es hilft bei Zuständen, bei denen Körper und Geist aufgrund von Überlastung oder Stress verbraucht und verschwendet werden.

All diese Präparate wurden zur Ergänzung der gewohnten Ernährung als natürliche Nahrungsergänzungsmittel hergestellt.

Einige asiatische Gewürze und Kräuter wie Ingwer, Zimt, Nelken, Muskatnuss, Koriander, Kreuzkümmel, Langpfeffer, Süßholzwurzel, Galgant und Calamus sind hier seit vielen Jahrhunderten bekannt. Sie werden in einigen Rezepten von Hildegard von Bingen gern verwendet.

Es zahlt sich aus, sich mit all diesen Pflanzen und Gemischen zu beschäftigen. Sie lernen dabei nicht nur viel über die wunderbare Natur, die uns so viel schenkt, sondern auch über sich selbst.

V. Krebs vorbeugen – mit Respekt, Liebe und aufrechter Haltung

Es wäre gar nicht so schwierig, auf seine Gesundheit zu achten, wenn wir sorgsam mit uns umgehen. Doch in der Hektik des Alltags ist oft alles andere wichtiger. Natürlich können wir uns nicht vor allem schützen, aber wir können dazu beitragen, zumindest Risiken zu senken.

1. Respekt und Liebe vor sich selbst

In Sri Lanka wächst eine Pflanze namens Jackfruchtbaum. Es ist ein sehr großer, starker Baum und er trägt die größten Früchte der Welt. Eine andere, kleine Pflanze namens Pilila (Dendrophthoe falcata) wächst als Parasitenpflanze ebenfalls in unserem Land. Die Vögel fressen ihre Früchte und mit ihren Ausscheidungen landen die Samen der Pilila auf den Ästen des Jackfruchtbaums und einige davon gehen auf und wachsen darauf. Wenn man diese Pflanze nicht sofort vom Baum entfernt, fängt dieser große Baum langsam an zu faulen und schließlich stirbt er, weil diese kleine Pflanze ihm seine ganze Energie und die Säfte aussaugt.

Auch wenn ein Haus gut gebaut ist und der Garten sehr schön gepflegt wird, muss das Haus innen ebenso gut gereinigt werden. Ansonsten wird mit der Zeit alles verschmutzen und das Haus wird bald von Tieren besiedelt (von Mäusen, Ratten, Kakerlaken, Ameisen usw.), die Krankheitserreger übertragen und die Bewohner des Hauses krankmachen können. Und um noch einen Vergleich zu finden, wird die Nutzung eines Autos früher oder später problematisch, wenn wir unser Auto nicht regelmäßig zum Service bringen. Es können unerwartete Schäden auftreten und eine sichere Fahrt ist nicht mehr gewährleistet.

In der Medizin bezeichnet man Krebs als eine bösartige Gewebeneubildung. Ich denke, dass wir uns alle freuen können, wenn wir diese bösartigen Gewebeneubildungen im Körper vermeiden können. Mit unserem heutigen modernen Lebensstil mit so vielen genetisch manipulierten unreinen Lebensmitteln und der Umweltverschmutzung ist es eine große Frage, ob das überhaupt zu hundert Prozent möglich ist. Aber ein Versuch macht trotzdem Sinn. Schließlich ist es eine der größten Ängste vieler Menschen, mit der bedrohlichen Diagnose »Krebs« konfrontiert zu werden.

Ich kenne eine Menge Geschichten über Krebserkrankungen, und einige davon sind kaum zu fassen.

Die fünfjährige Tochter eines Freundes hatte im Verlauf des Vormittags im Kindergarten plötzlich auftretende, heftige und anhaltende Bauchschmerzen bekommen. Ihre Mutter wurde informiert und das Kind wurde sofort zum Arzt gebracht, der ihr ein paar Medikamente gab. Die Schmerzen ließen aber nicht nach, worauf das Kind ins Krankenhaus eingeliefert wurde. Bei der Untersuchung stellte die Chefärztin einen rasch wachsenden Tumor im Bauch des Kindes fest. Es wurde unverzüglich eine Operation vorgenommen, aber das Kind verstarb leider während der OP. Das alles ereignete sich innerhalb von acht bis neun Stunden, doch der Krebs hattte sich bereits in der gesamten Bauchregion ausgebreitet.

Einer meiner Cousins in Sri Lanka litt fast ein Jahr lang an Lymphknotenkrebs. Die Ärzte gaben ihm immer stärkere Medikamente und bei der dritten Therapiephase vertrug er die Medikamente plötzlich nicht mehr und starb mit geplatzten Lippen und blutenden Ohren im Februar 2014. Er war gerade erst 52 Jahre alt. Auch in Deutschland sind ein paar meiner Freunde und Bekannten an Krebs gestorben.

Zum Glück weiß ich auch von positiv verlaufenen erstaunlichen Fällen zu berichten. Eine sehr gute Freundin von mir sollte laut ihrer medizinischen Prognose bereits vor mehr als zwei Jahrzenten an Krebs gestorben sein. Aber sie lebt noch zu dem Zeitpunkt, wo ich dies hier schreibe (18. 05. 2017) und kommt sogar ohne Therapien ganz gut zurecht. Wer Interesse an ihrer Geschichte hat, Sie finden sie unter diesem Link: *www.meinkrebs.de/author/autor9* unter *Bericht einer Krebsbetroffenen*. Hoch interessant, sehr informativ und ermutigend.

Es ist nicht einfach, jemanden zu heilen, der mit Zellmanipulationen zur Welt gekommen ist und bei dem das Hormonsystem von Anfang an nicht stimmt. Aber nach meiner Meinung und Erfahrung kann jemand, der gesund geboren wurde, schon etwas tun, um das Risiko einer Krebserkrankung zu mindern.

Zysten, die manchmal im Körper auftreten, sind genauso unerwünscht, und wir sollten dazu beitragen, auch diese zu vermeiden. Es gibt immer einen Grund, weshalb diese gefährlichen oder bösartigen Dinge im Körper wachsen. Schließlich haben wir alle mutierte Zellen und Fremdkörper im Körper, die vom Immunsystem regelmäßig beseitigt werden sollten. Wenn das Immunsystem schwach ist, ist diese Bereinigung nicht vollkommen möglich und unser Körper wird immer wieder anfällig. So entstehen manchmal auch Allergien.

Die Wechseljahre machen zahlreichen Frauen Probleme und viele leiden dann unter Schweißausbrüchen. Vor allem für berufstätigen Frauen kann es sehr unangenehm sein, wenn sie stark schwitzen und z.B. ihr Make-up verwischt wird. Aber ich bin der Meinung, Hormontabletten sind auch keine gute Lösung und sie schaden dem Körper. Ein natürlich angeordnetes System im Körper zu stören, ist überhaupt das Schlimmste, das wir unserer eigenen Gesundheit antun können.

Wie ich bereits erklärt habe, brauchen nicht nur wir immer wieder eine Pause von der Arbeit, sondern auch unser Körper und seine Organe und Drüsen benötigen regelmäßige Pausen. Darüber hinaus hat unser Körper Anspruch darauf, dass wir ihm die richtige Pflege angedeihen lassen. Ich habe einige Leute gesehen, die z.B. darauf achten, dass auf dem Tisch ja kein Kratzer entsteht. Der Tisch wird regelmäßig eingeölt und gepflegt. Das sehr teure Auto ist immer makellos sauber. Der Hund hat jeglichen Luxus usw. So kümmern wir uns um alle unsere wertvollen Dinge intensiv und gehen bewusst mit ihnen um. Warum? Erstens: weil wir sie lieben und stolz auf sie sind. Zweitens: Wenn sie beschädigt sind, bedeutet das entweder einen schweren Verlust oder eine teure Reparatur. Genauso müssen wir auch mit unserem Körper umgehen. Sehr vorsichtig, mit Respekt und liebevoll. Leider ist uns dies oft nicht präsent oder wir vergessen einfach auf uns selbst. Manche Menschen, die am Vorabend zum Beispiel reichlich Alkohol getrunken und dazu noch geraucht haben, machen am am nächsten Morgen eine anstrengende Bergtour machen oder schlucken gegen die folgenden Kopfschmerzen achtlos ein Aspirin. Armer Körper!

2. Das Immunsystem stärken

Dieselbe wichtige Funktion, die eine gute Firewall oder ein Virusscanner für einen PC hat, hat das Immunsystem für unseren Körper. Um ein stabiles Immunsystem zu haben, ist die aufrechte Haltung des Körpers sehr wichtig. Das Gleichgewicht des Körpers mit seinen Systemen wird gut erhalten, wenn die Haltung des Körpers gerade ist. Die Geradheit des Körpers unterstützt den Blutkreislauf, das Nervensystem, die Versorgung und das Abtransportieren des Abfalls und Schmutzes, damit alles ungestört funktionieren kann, und hilft außerdem den Organen und Drüsen, problemlos zu arbeiten.

Während die nährstoffreiche Nahrung den gesamten Körper ernährt, sichern die regelmäßigen Körperübungen die Geradheit des Körpers. Wenn wir die Signale unseres Körpers richtig erkennen, vorsichtig mit ihnen umgehen und rasch darauf reagieren und sie schnell korrigieren können, haben die unerwünschten bösen »Terroristen« kaum eine Chance, einen freien Platz in unserem Körper zu finden und uns in der Zukunft böse Überraschungen zu liefern. Deshalb brauchen wir ein gut funktionierendes Immunsystem. Wenn uns das gelingt, sind wir glücklichere Menschen.

Unsere Vorfahren hatten viel Respekt vor der Natur. Sie haben das Wasser aus Brunnen, Seen und Flüssen gefiltert und/oder erhitzt, um krankheitsfördernden Elemente zu vernichten. An heißen Tagen machten sie meistens eine Mittagspause. Die immer noch existierenden Siesta-Zeiten in einigen, vor allem südlichen, Ländern basieren ursprünglich auf diesem Grund (selbst die Tiere machen Pausen oder ruhen sich aus, wenn es tagsüber zu heiß ist). Falls sich die Menschen doch in der Sonne aufhalten müssen, schützen sie ihren Körper gut vor den heißen Sonnenstrahlen. Ihre Freizeit nutzten sie sinnvoll, um etwas zu entwickeln oder zu produzieren. Ansonsten verbrachten sie die Freizeit ohne allzu große Anstrengungen.

Es ist bekannt, dass heiße Sonnenstrahlen nicht gesund für den Körper sind. Am Morgen enthalten sie Vitamin D. Sonnencremes helfen zwar, die Haut vor Sonnenbrand zu schützen, aber nicht den Körper an sich. Wenn jemand Beschwerde wie Ekzeme, Neurodermitis, Cellulitis, Besenreiser, Krampfadern, Leberflecken oder Bindegewebeschwäche hat, sollte er oder sie heiße Sonnenstrahlen vermeiden, um eine Verschlechterung der Beschwerden zu verhindern. Der Kopf sollte immer vor direkten heißen Sonnenstrahlen und vor Frost gut geschützt werden. Falls Sie Hämatome am Körper haben, lassen Sie sie schnell behandeln. Allzu lange bleibende Hämatome können schädliche Verwachsungen bilden.

Wir haben nur einen Körper – und er ist ein kostbares und komplexes Gebilde. Hegen und pflegen Sie ihn, damit er stark bleibt und sein intaktes Immunsystem sich gegen Angreifer zur Wehr setzen kann.

3. Diese Erde ist voll mit hervorragenden Heilpflanzen

Natürliche Kräuter punkten! Testen Sie einfach mal allein den Unterschied der Luftqualität zwischen einem Blumengarten und einem Kräutergarten. Wenn Sie Gelegenheit dazu haben, verbringen Sie eine Woche lang täglich ein paar Stunden in einem Blumengarten und zum Vergleich eine Woche in einem Kräutergarten. Sie werden selbst feststellen: Ein stabileres Gefühl im Körper erlangen Sie in einem Kräutergarten. So können wir die Kräfte der Heilkräuter erspüren und verstehen.

Es ist kaum zu glauben, dass die Heilpflanzen wirklich noch »natürlich« sind. Wir wissen schon, dass heute überall viel Kunstdünger und Chemikalien verwendet werden. Die bekannten Umweltkatastrophen, wie auch das nicht so verbreitete Wissen über diverse andere Umweltvergiftungen haben unsere Natur, einschließlich der Pflanzen- und Tierwelt, bereits massiv beschädigt. Aber wir haben ja keine andere Wahl: Wir müssen mit dem zurechtkommen, was wir vorfinden. Der Körper kann sich bis zu einem gewissen Maß anpassen, wenn man nicht übertreibt. Obwohl es in Sri Lanka einige schmutzige Wohngebiete gibt, sind die Menschen, die dort wohnen, glücklicherweise nicht so schnell anfällig für Krankheiten wie jene Menschen, die in sauberen Gebieten wohnen.

Von jeher beschäftigten sich die Menschen mit unterstützenden Präparaten, die man heute Nahrungsergänzungsmittel nennt, weil sie für ihre Gesundheit zu allen Zeiten sehr wichtig waren und es auch heute sind.

Eine gute Verdauung bedeutet nicht nur, dass man täglich Stuhlgang hat. Eine gute Verdauung bedeutet, dass alles, was wir essen, sehr gut verdaut wird. Alle Nährstoffe sollten richtig aufgenommen und so im ganzen Körper verteilt werden, damit die Körperzellen ausreichende Nahrung bekommen können. Abfälle sollen regelmäßig vom Körper abtransportiert werden. Jeder einzelne Abfallstoff, der länger im Körper bleibt, wird schädliche Wirkungen verursachen. Wenn man die Zähne nicht putzt, verursacht dies bereits nach einem Tag schlechten Mundgeruch, und wenn länger nicht geputzt wird, kann sich auch das Zahnfleisch entzünden und weitere Probleme mit sich bringen. Genauso ist es, wenn man mehrere Tage lang arbeitet, ohne zu duschen. Eigener Körpergeruch ist für uns selbst unerträglich, wenn die Nase gut funktioniert. Deshalb gab es Kräuterpräparate, die man regelmäßig einnehmen sollte, damit die Verdauung vollkommen funktionierte und der Körper nicht von innen her zu stinken begann.

Weitere Kräuter waren für Menschen lange Zeit sehr nützlich. Obwohl Cannabis und Opium mittlerweile schon seit Jahrzehnten verboten sind, erfüllten zuvor sie bedeutende Zwecke. Wegen ihren unzähligen Heilwirkungen waren sie früher in vielen Kräuterpräparaten enthalten.

Das Getränk, das man nur einmal in einem kleinen Glas vor dem Essen bekam, wurde aus dem Saft von frischen

Cannabisblättern hergestellt und mit Milch und *Palm-zucker* gemischt. Dieses Getränk fehlte nie bei den Festen mancher muslimischen Freunde. Es war ein hervorragendes Mittel, um den Appetit anzuregen. Natürlich darf man nicht viel davon trinken und das wollte auch keiner. Ohne Alkohol und sonstige »Spaßvorbereiter« hatten wir damit einen friedlichen, fröhlichen Spaß.

Ein Paar Cannabisblätter wurden auch beim Fleischkochen verwendet, um das Fleisch schnell zart zu machen.

Es gab außerdem ein Mittel namens »*Madana-Modaka*« – eine medizinische Zubereitung in der Ayurveda-Praxis, das von der Ayurveda-Corporation und anderen zugelassenen Ayurveda-Praktikern verkauft wurde. Seine Inhaltsstoffe: Cannabisblätter und -samen in Butterfett gebraten, dazu gemischt andere einheimische Kräuter wie *Thipal, Kottan (Terminalia catappa), Koriander, Königkümmel und Namalrenu* (Pollen von NA-Blumen). *Madana-Modaka* wird in der Regel auch als sexuelles Stimulanzmittel sowie gegen Blähungen und Appetitlosigkeit empfohlen.

Cannabis hat viele Heilwirkungen und war früher in vielen Präparaten enthalten, die gegen geistige Erschöpfung, innere Krämpfe, Bronchialstörungen, Migräne und Muskelverspannungen verwendet wurden. Es wirkt hervorragend gegen viele Nervenerkrankungen. Einige weitere Wirkungen sind z.B.: Es ist sehr gut gegen Herzbeschwerden, Höhenblutdruck, lindert Augeninnendruck, ist angstlösend, beruhigend, entzündungshemmend, schmerzlindernd, antibiotisch und antiepileptisch. Es regt den Appetit an. Menschen, die an Arthrosen, Rheuma, Entzündungen und Schlaflosigkeit leiden oder Erscheinungen wie Depressionen, Burnouts, Alzheimer oder Parkinson haben, könnten vom Cannabis sehr profitieren. Es wird allerdings nicht zum Rauchen empfohlen.

Ein Tee aus getrockneten Cannabisblättern und *Welpenelablätter* (*Cardiospermum helicacabum*) verbessert die sexuelle Leistungsfähigkeit und hilft als Tonikum jenen Menschen, die unter Nerven- und Geistesstörungen, Gelenks- und Muskelschmerzen leiden.

Opium enthält Morphin. Es wirkt schmerzstillend, beruhigend und hustenhemmend. Verhindert Schlaflosigkeit, Durchfall, Übelkeit und Erbrechen und steigert das Selbstbewusstsein und das Selbstwertgefühl. Sehr nützlich ist es außerdem als Aphrodisiakum.

Ein Opium-Kügelchen, groß wie eine Erbse, hat unser alter Nachbar in Sri Lanka mit oder ohne einen Schluck Milch eingenommen und er war immer ein sehr ruhiger und zufriedener Mensch.

Als Medizin oder als Nahrungsergänzungsmittel wie in Teemischungen, Keksen, Cookies, Joghurtgetränken, Elixieren, Kräutermus oder als Kapseln sind Cannabis und Opium bei vielen Beschwerden gut einsetzbar, und besonders als Vorbeugungs- und Heilmittel gegen Krebs kann man sie sehr gut verwenden. Ich rufe hier natürlich nicht zu verbotenem Drogenkonsum auf, aber sogar die Wissenschaft beschäftigt sich schon mit der Forschung der Wirkung.

In Sri Lanka wachsen *NEEM-Bäume (Margosa)*. Sie enthalten viele wirksame Inhaltsstoffe, die in der Medizin verwendet werden, u.a. den besonders wichtigen Inhaltsstoff *Azadirachtin*, der auch als Insektizid eingesetzt wird. Diese Bäume wachsen in jeder Altstadt und auch sonst überall, und sind bekannt für ihre luftreinigende Fähigkeit (ich habe beim mir zu Hause sogar zwei Pflanzen in Töpfen).

Wenn jemand an Windpocken erkrankt, werden frische Blätter auf das Bett gestreut, damit die vielen kleinen Bläschen nicht jucken. Vor dem Sonnenaufgang badet man dann mit dem Heilwasser, das mit *Neemblättern* und *Kurkuma* zubereitet wird. Es werden keine sonstigen Medikamente eingenommen. Mit dem Essen sollte man sehr vorsichtig sein.

Seit tausenden Jahren wird *Neem* in der ayurvedischen Medizin gegen Anämie, Bluthochdruck, Hepatitis, Geschwüre, Lepra, Nesselsucht, Schilddrüsenerkrankungen und Verdauungsstörungen eingesetzt. Auch gegen Kopfläuse und in der Zahn- und Mundhygiene wird es genutzt und es ist ebenso wirksam in der Unterstützung der Behandlung bei Diabetes und Krebskrankheiten. Es stärkt das Herz und senkt den Cholesterinspiegel.

Eine Pflanze namens *Katupila* (*Flueggea Loycopyros*) wird nicht nur bei Erkrankungen in Lungen, Gedärmen, Leber und Galle, Milz, Nieren, Blase und Verletzungen, sondern auch bei Krebserkrankungen als ein sehr wirksames Heilmittel verwendet.

Eine Suppe oder ein Brei aus *Haifischflossen* ist in Japan und einigen anderen asiatischen Ländern als hochwertiges Krafttonikum für das Knochen- und Muskelgewebe sehr bekannt.

Eine Flasche *Arrack* (*Kokospalmschnaps*) mit jeweils ca. einem Teelöffel *Schwarzpfefferkörnern*, *Nelken*, *Kardamom*, *Kümmel*, geschrotetem *Ingwer* und einem Stück *Zimt*, angesetzt für etwa vier bis sechs Wochen, fand sich auch in der Hausapotheke. Besonders wenn die Kinder an Verdauungsstörungen gelitten haben, wurde ein Teelöffel von dem Mittel gemischt mit etwas Zitronensaft verabreicht. Das hat immer gut geholfen.

Seit jeher haben Menschen also den Körper und die Natur zusätzlich in der Behandlung von Krankheiten und zur Vorbeugung durch solche Präparate und Methoden unterstützt. Die Frage ist, wenn es damals so gewesen ist, reicht das jetzt immer noch? Ist es ausreichend zur Vorbeugung, wenn wir ein- oder zweimal im Jahr unseren Körper durch Fasten oder Entgiften reinigen? Meiner Erfahrung nach leider nicht. Wieso nicht!? Wir hören heute, dass Krebserkrankungen stark zunehmen, besonders Gebärmutterhals-, Prostata-, Bauchspeicheldrüsen- und Schilddrüsenkrebs. Auch eine Erkältung dauert oft mehr als fünf bis sechs Tage. Weitere Krankheiten, die noch kaum erforscht sind, sind ebenfalls im Vormarsch.

Das bedeutet, dass unsere Körper weniger Abwehrkräfte haben oder dass sie einfach schwächer als früher sind. Das ist doch logisch, oder? Unsere verschmutzte, vergiftete Umwelt, in der wir täglich leben, viele belastete Lebensmittel, die wir konsumieren, und Medikamente, die wir einnehmen, sind alle nicht mehr natürlich. Sie unterstützen unseren Körper eher weniger und können sogar Schaden verursachen. Es ist doch kein Wunder, dass unser Immunsystem zu schwach ist, und die schädlichen Stoffe in unserem Körper einen guten Nährboden für ihre Existenz finden. Wie sollte das also überhaupt funktionieren, wenn wir immer noch dasselbe zur Vorbeugung machen wie vor hunderten Jahren?

Die empfohlenen Impfungen gegen Windpocken, Masern und Mumps zum Beispiel sind mittlerweile auch in Sri Lanka bei den Eltern sehr beliebt, aber ob unser Immunsystem des Körpers damit einverstanden ist, ist ein heikles und heftig umstrittenes Thema. Natürlich sind diese Krankheiten ansteckend, auf der anderen Seite unterstützen sie den Körper, dabei seine Immunität zu verstärken, wenn die Krankheit überwunden wird. Darum können sie uns nur einmal angreifen. Wie ein verbessertes, immer wieder aktualisiertes Virusscansystem, wird durch diese Krankheiten unser Immunsystem verbessert und aktualisiert.

Alle Vorgänge im Körper hängen auf wunderbare Weise zusammen und Eingriffe von außen mögen zwar kurzfristig helfen, können jedoch auch weitreichende Auswirkungen haben auf das Gesamtgefüge haben.

4. Immunjäger im Körper jagen die Krebszellen

In den Körper eindringende Fremdkörper wie Viren und Bakterien werden von Immunjägern, die wie eine Armee den Körper schützen, zerstört und aus dem Körper getrieben. Genauso zerstören sie die gealterten, geschädigten oder sogar aggressiven, körpereigenen Zellen pausenlos, ohne dass wir etwas davon merken.

Diese rebellierenden eigenen Zellen können wir »Krebszellen« nennen, die der Forschung sogar schon eigene Strategien entwickeln können, um sich zu verstecken und nicht gleich erkannt zu werden. Wenn unser Immunsystem nun zusätzlich bereits geschwächt ist, trägt das dazu bei, dass es bei dieser Aufgabe nicht mehr so effizient arbeitet wie sonst und die schädlichen Zellen nicht vernichten kann. Dies bewirkt, dass Krebszellen sich manchmal nicht zeigen, bis sie sich bereits auf ein paar Milliarden vermehrt haben. Wenn Ärzte Krebspatienten sagen, dass es nach der Behandlung keine weiteren Krebszellen im Körper gibt, bedeutet das manchmal nur, dass die Tests die Krebszellen nicht erkennen können, weil sie die detektierbare Größe nicht erreicht haben. Wenn eine Person über ein starkes Immunsystem verfügt, ist die Chance größer, dass die Krebszellen in ihrem Körper zerstört werden und dies verhindert die Vermehrung der Krebszellen.

Stellen Sie sich die Vorgehensweise vor wie die Selbstverteidigung gegen einen ungerechtfertigten Angriff. Zuerst müssen wir die Versorgung der Gegner blockieren, um sie hungrig und durstig zu halten. Parallel dazu müssen wir zusätzliche Kräfte schicken, um den Truppen zu helfen, die gegen die Angreifer kämpfen. Wenn es keine Verräter oder Doppelspieler gibt, haben wir eine gute Chance zu gewinnen.

5. Ist eine Krebserkrankung ein hoffnungsloser Fall?

Für mich ist Krebs vergleichbar mit Schimmel- oder Pilzbefall. Lebensmittel im Kühlschrank werden von Schimmel oder Pilz angegriffen, wenn sie unsachgemäß gelagert oder zu lange aufbewahrt werden. Einige von ihnen wachsen langsam und breiten sich als kleine Punkte nebeneinander aus. Einige dieser Schimmel- und Pilzzellen wachsen ein bisschen schneller und werden größer und haben eine buschige Form. Doch es gibt auch welche, die innerhalb weniger Stunden ein größeres Gebiet angreifen kann wie zum Beispiel der Schimmel, der sich an Wänden ausbreitet. Sie werden nur aktiv, wenn es feucht ist und genug Nahrung vorhanden ist. Diese Schimmelpilze sind wie die »falschen« Zellen im Körper. Ihre Nahrung sind die schädlichen Abfallprodukte, die der Körper aufgrund seiner Schwäche nicht richtig entsorgen kann.

Wenn eine Person Krebs hat, bedeutet dies häufig nicht nur, dass sie mehrere Defizite in der Ernährung hat, sondern, dass auch noch die Auswirkungen dieser schädliche Nahrungsdefizite den Körper belasten. Diese können durch genetische oder umweltbedingte Fehler, falsche Nahrungsmittel oder ungesunde Lifestyle-Faktoren entstehen. Um eine Mangelernährung zu überwinden, nehmen Sie mehrere, abwechselnde Nahrungsmittel und natürliche Nahrungsergänzungsmittel auf, um das Körpergewebe zu stabilisieren und das Immunsystem zu stärken.

Ein effektiver Weg, um Krebs zu bekämpfen, ist es, die Krebszellen durch die richtige Ernährung auszuhungern. Um eine Krebserkrankung zu heilen, ist es unter anderem notwendig, dass der Körper ausreichend Ruhe bekommt. Vor allem ist es wichtig, jeder Art von schwerverdaulicher Nahrung wie tierischen Eiweißes aus Eiern, Kuhmilch und

Fleisch, alle Arten von Meeresfrüchten, einschließlich Oktopus und Tintenfisch, Thun- und Makrelenfisch zu vermeiden. Scharfe, süße, viel Essig enthaltende, säuerliche und kalte Nahrung sollten ebenso aus dem Speiseplan verbannt werden. Bitterstoffreiche Nahrung kombiniert mit leicht verdaulichen Gerichten, zubereitet aus Getreide und Gemüsesorten, fettarme Fischgerichte und Gebäck aus Dinkelmehl sind ideal. Kein Sprudelwasser, Kaffee, Alkohol und keine Zigaretten. Halten Sie sich außerdem möglichst vom Fernsehen, allerlei digitalen und Netzwerk-Geräten fern. Versuchen Sie, Aufregungen zu vermeiden. Hören Sie schöne Entspannungsmusik. Eventuell sehen Sie sich Komödienfilme oder gute Sendungen von Kabarettisten an, die Sie zum Lachen bringen. Durch all diese zusätzlichen Maßnahmen besteht die Chance, dass die Krebszellen verhungern.

Parallel können Sie alles tun, um die Immunzellen zu stärken. Manche Arten von Krebszellen vermehren sich allerdings rasend schnell und können sehr aggressiv sein, das dürfen wir nicht vergessen, aber versuchen dürfen wir dennoch alles, was dem Körper helfen kann. Sprechen Sie auch mit Ihren Ärzten darüber, und informieren Sie sich über Behandlungsmethoden.

Unterstützend sind zum Beispiel:
- Bittere Elixiere wie *Nimbaarishta* – jeweils einen Esslöffel dreimal täglich gleich nach dem Essen.
- Alternative: Jeweils ein Teelöffel *Kräuter-Bittertropfen* (von Kräuterdrogerien) verdünnt mit lauwarmem Wasser, dreimal täglich gleich nach dem Essen.
- Zusätzlich: Aus geschroteten *Neemblättern* zubereiteter Tee oder eine Teemischung aus 20 g Brennnessel, 20 g Wermut, 20 g Schafgarbe, 20 g Mistel, 20 g Angelikawurzel, 20 g Bertramwurzelpulver, 50 g Koriander, 50 g Fenchel. Die Zutaten sollen geschrotet oder gemahlen sein.

Zubereitung: 1 1/2 Teelöffel in einem Teebecher ca. 10 Minuten ziehen lassen. Wenn alle Zutaten gemahlen sind: 1 Teelöffel
Drei- bis viermal täglich eine Tasse mit etwas Bienenhonig gemischt trinken.
Anmerkung: Schmeckt sehr bitter. Deshalb ist es vielleicht bei Übelkeiten sinnvoller als Alternative die gemahlenen Zutaten als Kapseln oder Tabletten zuzubereiten und zu schlucken.

Diese Tees reinigen die Blase und die Nieren und dadurch werden die schädliche Harnsäure und weitere Ablagerungen aus dem Körper entfernt. Die Bitterstoffe entgiften den Körper und stärken das Immensystem.

Weitere hilfreiche Maßnahmen, die Sie treffen können, sind zum Beispiel:

- ein lauwarmes Kräuterbad, zubereitet aus einem Sud, gekocht mit *Mistel*, *Wermut*, *Schafgarbe* und *Löwenzahn* (Mengenverhältnis 50 g: 50 g: 50 g: 50 g), unterstützt das Gewebe von außen und verbessert die Durchblutung. Besonders hilft es bei Haut- und Knochenkrebs.

- Wenn es um ein bestimmtes Organ, Drüsen oder einen anderen Bereich geht, bereiten Sie sich eine Kräuterpackung aus gemahlenem *Wermut*, *Brennnessel*, *Bockshornkleesamen*, *Fenchel*, *Frauenmantel* und *Schafgarbe* (Mengenverhältnis: Bockshornkleesamen 500 g und die anderen Zutaten jeweils 100 g, wenn sie geschrotet oder gemahlen sind). Vermengen Sie alle Zutaten mit ausreichend Sonnenblumenöl, sodass sich eine Konsistenz wie bei einem Brotteig ergibt. Legen Sie den Teig, etwa einen Zentimeter dick auf einen dünnen Baumwollstoff und bereiten Sie einen Umschlag. Legen Sie ihn auf den betroffenen Bereich auf und decken Sie den Umschlag mit einer Frischhaltefolie gut ab. Wiederholen Sie dies fünf bis sieben Tage hintereinander über Nacht. Je länger, desto besser unterstützt Sie dies.

- Als Alternative können Sie auch eine Packung aus gemahlenen *Neemblättern* und *Bockshornkleesamen* (Mengenverhältnis: jeweils 500 g) nach der gleichen Methode verwenden.
- Knoten in Frauenbrüsten sind leider ein sehr großes Thema geworden. Diese entstehen oft an den oberen Brustmuskeln sowie den Oberarmmuskeln. Bevor diese Knoten noch größer werden und sich später zu gefährlichen Tumoren verwandeln, stehen die Chance sehr gut, sie einfach wegzukriegen. Kaufen Sie einen wirksamen erwärmenden Kräuterbalsam nach der Empfehlung des Verkäufers Ihres Vertrauens. Oft beinhaltet er *Kampfer* und *Eukalyptus* als Hauptzutaten. Falls Sie keinen finden, mischen Sie einen *Tigerbalsam* oder einen *Chinabalsam* 1 : 1 mit einer guten Hautcreme. Massieren Sie die Stellen, wo die Knoten sitzen, einschließlich der Brust- und Oberarmmuskeln beider Arme – aber immer in Richtung Hals-Nacken, wie die Abbildung 5-1 mit den Pfeilen anzeigt. Sobald die Durchblutung des Gebiets besser wird, sollten die Knoten verschwinden.
- Wenn die Knoten/Zysten zu groß geworden sind, bereiten Sie die oben erwähnte Kräuterpackung mit den sechs Zutaten und zwei passende Hüllen für Ihre Brüste vor. Legen Sie die Packungen in Ihren BH, legen Sie ihn an, umwickeln Sie ihn gut mit Frischhaltefolie und gehen Sie schlafen. Es ist praktischer bei der Anwendung, wenn der BH eine Nummer größer ist, weil er sonst zu eng sitzt. Warum darf man die Brüste dabei nicht massieren? Wenn die Knoten größer sind, können sich die potenziell existierenden Terroristen (bösartige Zellen) schnell ausbreiten und sich sogar schnell vermehren. Die Kräuterpackungen machen sie schwächer. Natürlich können Sie Ihre Oberarme mit dem Bal-

sam massieren. Wenn das Blut besser durch die Muskeln fließt, wird die Versorgung und Reinigung besser.

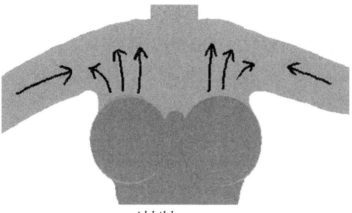

Abbildung 5-1

Zur Anwendung von Umschlägen:

- Die Kräuterpackungen halten ihre Wirkung länger und können mindestens zweimal verwendet werden. Befeuchten Sie sie jedes Mal mit etwas warmen Sonnenblumenöl.
- Nach einer Pause von etwa drei Tagen können Sie erneut Packungen machen. Bei akuten Beschwerden hintereinander sieben bis zehn Mal.
- Es ist auch wichtig, dass Sie Ihre Kleidung und Bettwäsche besonders schützen, wenn die Packung mit Öl zubereitet wird. Legen Sie dazu ein Paar normale Papierservietten oder ein kleines Handtuch über die Frischhaltefolie und binden Sie den Bereich mit einer Bandage – aber nicht zu fest. Der Grund, warum Sie den Umschlag mit einer Frischhaltefolie bedecken müssen, ist, dass dies hilft, die Wärme der Packung zu halten.

- Je nach Akzeptanz des Körpers kann es zu Beginn zu einem leichten Juckreiz oder leichtem Brennen kommen. Aber wenn sich dies nach etwa fünfzehn Minuten nicht beruhigt, sollte man die Packung lieber entfernen und später nochmal probieren.

Diese einfachen Kräuterpräparate und die empfohlene Nahrung oder natürlichen Nahrungsergänzungsmittel schaden auf keinem Fall den gesunden Zellen im Körper. Sie unterstützen den Körper, um Kraft zu sparen und gleichzeitig zu stärken, damit er sich auf die Krebszellen konzentrieren kann.

Natürlich funktionieren alle diese Methoden am besten, wenn man möglichst am Anfang der Krankheit steht. Es spielt eine große Rolle: wo die Krankheit liegt, wie groß die Verbreitung der Krankheit ist und wie schwach der Kranke ist. Es ist auch wichtig, dass Sie sich mit den Ärzten und dem Behandlungsteams Ihres Vertrauens absprechen. Die von mir hier empfohlenen Anwendungen sind keine Heilsversprechen, sondern Maßnahmen, die Sie zusätzlich zu der von Ihnen gewählten medizinischen Behandlung treffen können.

Und ein wichtiger Punkt ist: Verlieren Sie nicht die Geduld! Die Wirkung ist innerhalb von zwei bis drei Wochen spürbar und es dauert schon etwa sechs bis zwölf Wochen, um einen Erfolg zu schaffen.

VI. Das offene Geheimnis gesunder Ernährung

Das Geheimnis der gesunden Ernährung ist: *dass es kein Geheimnis gibt!*

Auch wenn viele Ihnen »Geheimnisse« aufschwatzen wollen und daraus viel Geschäft machen: Es braucht lediglich den Willen und die Konsequenz, sich mit dem Thema auseinanderzusetzen und ein paar grundlegende Regeln zu beachten. Und zusätzlich darf ich Sie an spezielles Wissen heranführen, dass Ihnen weiterhilft.

Obwohl ich mich ursprünglich nicht zu intensiv damit beschäftigen wollte, waren es unglaubliche Erfahrungen, die ich zu diesem Thema gesammelt habe. Vor allem zu den Wortspielereien wie »Typ-Nahrung«, »Ayurvedische-Küche«, »5 elementarische Küche«, »Gesundernähren« und »Gesund kochen« usw. Oft dachte ich mir: »Gibt es kranke Ernährung? Kann man auch krank kochen?« Wie viele Menschen in dieser stressigen Welt schaffen es, all diesen Richtlinien zu folgen? Können sich all die Menschen sogenannte teure »Bio-Produkte« leisten?

Immerhin sind vielen mittlerweile die Begriffe Magensäuren, Gallenbitter, Insulin, Bauchspeicheldrüsen und Enzymen im Darm geläufig und das heißt: Wir wissen schon etwas mehr von der Verdauung und das ist erstmal gut!

1. Man ist, was man isst – reicht das?

Viele Kunden berichteten mir stolz davon, dass sie jetzt »typgerecht« essen, ayurvedisch oder nach »Elementenlehre« kochen. Andere erzählten, dass sie nur Bio-Produkte verwenden oder Vegetarier sind, Trennkost machen, Ghee (Butterfett) verwenden, und dass sie jetzt das Essen sehr gut vertragen. Angeblich hatten sie zuvor alle Verdauungsschwierigkeiten. Seitdem sie die Ernährungsgewohnheiten umgestellt hätten, seien die Beschwerden etwas besser geworden.

Es ist eine Tatsache: Wenn man wackelige Zähne hat, muss man mit harten Nahrungsmitteln vorsichtig umgehen und möglichst rasch den Zahnarzt aufsuchen. Genauso ist es auch mit dem Essen. Wenn bestimmte Nahrung unverträglich ist, ist es keine Lösung, eine Zutat nach der anderen wegzulassen. Was wirklich notwendig ist, ist, die Ursache, *weshalb dies so ist*, zu erforschen und zu korrigieren. Oft gibt es z.B. Menschen, deren Verdauungsorgane ungenügende Verdauungssäfte produzieren.

Sich gesund zu ernähren, bedeutet nicht, nie Fleisch zu essen, nie Alkohol zu trinken oder sich nur von Bio-Produkten zu ernähren. Ob es nach der Tschernobylkatastrophe im europäischen Raum überhaupt noch einen hundertprozentigen Bio-Anbau oder Bio-Produkte gibt, ist ohne diese eine andere Frage. Abgesehen von »gesund kochen« und »gesund ernähren«, erreicht man mit *richtig ernähren* und *richtig vor- und zubereiten* schon viel – und es ist gar nicht kompliziert. Man gewöhnt sich daran, weil alles, was wir tun, am Ende nur unsere Angewohnheiten sind. Wenn Sie sich richtig ernähren möchten, ist es wichtig, dass Sie wissen, was Sie durch das Essen erreichen wollen und wie Sie die Nahrung richtig zubereiten. Und dazu brauchen Sie »nur« den Willen dazu und Disziplin.

Wichtig ist, sich einmal diese Frage zu stellen: *Was wollen wir durch das Essen überhaupt erreichen?*

Hauptzweck der Nahrungsaufnahme ist es die Nahrungsversorgung der Körperzellen zu sichern. Die verschiedenen Zellen, die unterschiedliche Lebensdauern haben, sind verantwortlich für das Wachstum, die Bereitstellung von Energie und die Aufrechterhaltung eines gesunden Zustandes des Körpers. Für die Regeneration sollten die Körperzellen genau die nötige Menge an Nährstoffen, wie Vitamine und Mineralstoffe, bekommen, um sich zu regenerieren. Die Schmierungen für die Knochen und das Muskelgewebe sind sehr wichtig für bessere Bewegungs- und Dehnungsmöglichkeiten des Bewegungsapparats. Haut, Zwerchfell, Muskeln und Knochen, all die Organe, Drüsen und Röhren wie Speiseröhre und Luftröhre können ihre Leistungen ebenso nur korrekt erfüllen, wenn sie gut versorgt sind und ausreichende Pausen bekommen, um sich regenerieren zu können. Jedes einzelne unterernährte Gewebe im Körper (auch die Gewebe der Blutgefäße und die Nerven) kann leicht die Durchblutung und Versorgung im Körper abschwächen, dadurch die Geradheit und das Gleichgewicht des Körpers stören und Beschwerden im Körper auslösen. Auch für die körperlichen Übungen, Sport und Bewegungen, die dazu beitragen, die Körperstruktur gerade und aufrecht zu halten, sollte jedes einzelne Gewebe im Körper richtig ernährt sein.

Es ist jedoch möglich, das System mit all seinen alltäglichen Bedürfnissen durch eine vernünftige Wahl der Ernährung sowie einer sorgfältigen Regulierung der Ernährung – basierend auf dem Alter des betreffenden Individuums und der Art seiner Arbeit – zu versorgen. Eine bekannte Tatsache ist es, dass Kinder im Wachstum mehr als Erwachsene und hart arbeitende Menschen, insbesondere jene, die schwere körperliche Arbeit verrichten, mehr Nahrung benötigen als diejenigen, die hauptsächlich ein Leben im Sitzen führen. Ein gemeinsamer Nenner für alle Personen besteht darin, dass die Ernährung ausgewogen sein sollte, bestehend aus Proteinen, Kohlenhydraten, Fetten, Mineralsalzen und Vitaminen.

Die Mineralstoffe und Vitamine sind lebensnotwendig. Mineralstoffe wie Natrium, Kalium, Magnesium, Chlorid, Kalzium, Phosphor und Schwefel, Chrom, Kupfer, Jod, Zink, Fluor, Mangan und Eisen bauen Knochen, Zähne, Haare, Hormone und Blutzellen auf, erhalten die Gewebespannung und aktivieren die Enzyme. Enzyme regen im Körper viele verschiedene biochemische Reaktionen an. Einige Lebensmittel erfüllen nur eine, andere zwei oder mehrere dieser Anforderungen und ein paar liefern alles.

Mineralische Salze finden sich hauptsächlich in Obst und Gemüsesorten: Orangen, Trauben, Äpfel, Granatäpfel, Birnen, Pflaumen, Kirschen, Zitronen, Beerenfrüchte, Grapefruit, Rosinen sowie anderen regionalen Früchten. In grünen Gemüsen wie Blattsalat, Spinat, Endivien, Rettich-Blätter, Brennnessel, Kresse, Rucola und Gemüsesorten wie Karotten, Tomaten, Sellerie, Kraut, Linsen, Rotkohl, Zwiebeln, Spargel, Rotebeete, Kohlrabi. Sie sind auch in Leber, Käse, Fisch und Fleisch enthalten.

2. Die wichtige Rolle der Vitamine

Die Vitamine sind hauptsächlich verantwortlich für die Unterstützung des Gewebeaufbaus, der Energiegewinnung und des Ablaufs zellulärer Reaktionen. Sie sind am Ablauf von Abwehr- und Immunreaktionen beteiligt und haben großen Einfluss auf die Infektanfälligkeit.

Es ist bedauerlich, dass populärsten Lebensmitteln oder die bevorzugten modernen Methoden der Lebensmittelzubereitung, die wir heute genießen und nach denen wir geradezu süchtig sind, im Vergleich zu einem großen Verlust des ursprünglichen Vitamingehaltes solcher Lebensmittel führen. Viele mögen es, polierte Körner, wie beim beliebten weißen Reis, zu essen, die tatsächlich sehr wenige Nährstoffe wie

Vitamine und Mineralien enthalten. Der Bauch ist zwar voll, aber der Körper bleibt schwach.

Wir müssen zuerst verstehen, welche wichtigen Dienste allein die Vitamine uns leisten.

- *Vitamin A* – enthalten in: Lebertran, Fisch, Milch, Butter, Käse, Eigelb, Spinat, Blattsalat, Karotten, Tomaten, Orangen, Leber, Nieren, Grapefruit, Zitronen usw.
  - Ein Mangel verursacht: Affektionen der Augen und der Haut, spätes Wachstum bei Kindern, zerfallende Zähne, Drüsenprobleme.
- *Vitamin B* – enthalten in: Blattgemüse, Bohnen, Erbsen, Hülsenfrüchten, Linsen, Nüssen, Zwiebeln, Eigelb, Müsli, Mais, ungeschältem Reis und Getreiden wie Gerste, Kohlgemüse, Lauch.
  - Ein Mangel verursacht: Verstopfung, verzögertes Wachstum, Affektionen des Herzens und des Nervensystems.
- *Vitamin C* – enthalten in: Orangen, Grapefruit, Bananen, Tomaten, Zitronen, Limetten, Mandarinen, Blattsalaten, Zwiebeln, Sellerie, Radieschen, Karotten, Ananas, Paprika, Äpfeln – wenn sie roh und in einem reifen frischen Zustand gegessen werden – Milch und gekochter Leber.
  - Ein Mangel verursacht: Schwellung und Blutungen des Zahnfleisches, Anämie, Schwellung und Schmerzen der Gelenke, Skorbut, Tendenz zu zerfallenden Zähnen, Schwäche, vor allem bei Kindern.
- *Vitamin D* – enthalten in: Lebertran, Milch, Eigelb, Fett von Rind- und Ziegenfleisch, Lachs, Heringen, Hai, Butter, Leber und in den Sonnenstrahlen der frühen Morgenstunden.
  - Ein Mangel verursacht: muskuläre Schwäche – die »gebeugten Beine«, »Knock-Knie« – und Erkrankungen der Wirbelsäule, Affektionen des Nervensystems und dadurch Reizbarkeit.

- *Vitamin E* – enthalten in: Lebertran, Pflanzenölen, Blattsalaten, Kresse, Blattgrün.
  - Ein Mangel verursacht: Sterilität.
- *Vitamin G (B²-Komplex)* – enthalten in Hefe, Leber, magerem Fleisch, Herz, Nieren, Fisch, Kalbfleisch, Erdnüssem, Milch, Käse, Eigelb, Tomaten.
  - Ein Mangel verursacht: Affektionen der Haut und der Nerven, Magenerkrankungen.
- *Vitamin K* – enthalten in Fisch, Schweineleber, Tomaten, Blattgrüngemüsen wie Kohl und Spinat.
  - Ein Mangel verursacht: eine längere Blutgerinnungszeit und Hämorrhoiden etc.

Abgesehen von den Mineralstoffen reicht eine leichte Mangelerscheinung von einem dieser sieben Vitaminen bereits aus, um den menschlichen Körper und den Körper seiner Nachkommen zu schwächen und für jede Infektion leicht anfällig zu machen. Wenn bei einer werdenden Mutter sich auch noch die Mineralstoffe im Körper vermindern, weil sie keine ausgewogenen Mahlzeiten zu sich nimmt, kann dies enorme künftige Schäden sowohl bei der Mutter als auch beim Kind verursachen. Deshalb sollten alle werdenden Mütter sehr gut auf ihre Vitamin- und Mineralstoffversorgung achten, damit die Nachkömmlinge mit ausreichenden Nährstoffen versorgt werden können.

Überprüfen Sie, welche Rolle Vitamine in Ihrem Leben spielen und was Sie vielleicht daran verbessern können!

3. Richtig ernähren und alte Regeln

Durch menschliche Intelligenz und die Bemühung um Weiterbildung entwickelten die alten Weisen Richtlinien und Regelungen für die Ernährung, die seit Tausenden von Jahren mit

Respekt und bewusst weiterverfolgt wurden. Nicht nur, um das Körpergewebe zu ernähren, sondern auch für die Erhaltung unserer Gesundheit, ist es wichtig, dass wir ausgewogene nährstoffreiche Mahlzeiten zu uns nehmen. Dabei konzentrierten sich die Heilkundigen auf das Verdauungssystem, das Atmungssystem und das Immunsystem.

Folgende Hinweise und Regeln haben sich dabei bewährt:
- *Das Verdauungssystem:* die Nahrung leicht und gut verdauen.
    - Das bedeutet: all die benötigten Nährstoffe richtig absorbieren und die Abfallstoffe ordentlich und regelmäßig entleeren.
    - Ein Mensch mit guter Verdauung schläft viel besser Nehmen Sie deshalb gut und frisch zubereitetes Essen zu sich – das hilft!
    - Kombinieren Sie möglichst alle Geschmackskomponenten: salzig, scharf, süß, bitter, herb/zusammenziehend und sauer, die alle verantwortlichen Organe und Drüsen stimulieren können; essen Sie regelmäßig ohne zu große Abstände und nehmen Sie gelegentlich Ergänzungs- und Unterstützungsmittel ein.
- *Das Atmungssystem:* schleimfrei halten.
    - Das Atmungssystem versorgt den Körper regelmäßig mit ausreichend Sauerstoff. Saure und scharfe Lebensmittel entfernen den Schleim aus dem Körper.
- *Das Immunsystem:* stark und stabil halten.
    - Dies hilft den Menschen, Krankheiten fernzuhalten. Das Immunsystem im Körper wirdvon den bitteren, herben, sauren und scharfen geschmacksreichen Lebensmittel hervorragend unterstützt.

Überlegen Sie: Wie viele Tage im Jahr haben Sie bittere und saure Lebensmitteln zu sich genommen? Häufige Antwort: sehr selten.

Wie oft Süßes? Häufige Antwort: fast täglich. Kein Wunder, wenn Sie für Krankheiten anfällig sind, oder?

Tagtäglich haben Sie mit diesen Entscheidungen, was Sie zu sich nehmen wollen, zu tun. Salz erhöht angeblich den Blutdruck, aber wenn man das Salz reduziert, bedeutet das auch nicht, dass der hohe Blutdruck tatsächlich sinkt, weil die Ursache für den Bluthochdruck vielleicht nicht vom Salz abhängig ist. Zu viel Zucker ist ebenfalls nicht empfehlenswert, weil er auch unerwünschte Zellen, z.B. Krebszellen, im Körper unterstützen kann.

In vielen Fällen dreht sich einfach alles um das Zuviel. Deshalb müssen wir immer aufpassen. Allgemein geht es darum, dass man im Großteil seines Lebens allzu kalte Getränke, Nachspeisen und das beliebte »Zwischenmampfen« möglichst vermeidet. Die Nahrung zu verdauen, ist für unsere Körper ein Prozess der Verbrennung. Kalte Nahrung führt dazu, dass die innere Temperatur des Blutes in der Bauchregion schwankt und das stört den Vorgang der Enzymproduktion. Eine weitere schlechte Folge ist es, dass Fett in der Nahrung auch gerinnen kann.

Wenn wir an die richtige Ernährung denken, sollten wir die folgenden drei Eigenschaften der Lebensmittel berücksichtigen:

- *Einige verursachen Blähungen:* Z.B.: Trockenfrüchte, Äpfel, Birnen, Granatäpfel, Cashewnüsse, Erbsen, Brokkoli, Rosenkohl, Kohl, Blumenkohl, Stangensellerie, Auberginen, Blattgrün, Salat, Pilze, rohe Zwiebeln, Petersilie, rohe Paprika, Kartoffeln (weiße), Spinat, Sprossen, Tomaten.
  Wer unter Blähungen leidet, sollte den Konsum dieser Nahrung reduzieren.
- Einige haben eine erhitzende Wirkung (entzündliche): Z.B.: Saure Früchte wie Aprikosen, Kirschen, Preiselbeeren, Grapefruit, grüne Trauben, Zitronen, Orangen (säuerlich), Pfirsiche, Ananas (säuerlich), Pflaumen

(säuerlich), Knoblauch, Zwiebeln, scharfe Paprika, Rettich, Tomaten.

Meeresfrüchte wie Krabben, Muscheln, Hummer, Oktopus, Tintenfisch und Garnelen enthalten viel Cholesterin und Thunfisch und viel Quecksilber. Sie können bei übermäßigem Konsum bei jedem überraschenden Hautausschlag oder Durchfall verursachen.

Schwangere und stillende Mütter sollen deshalb lieber diese Nahrungsmittel weglassen oder sehr wenig konsumieren, weil das besonders für das Kind eventuell besser ist. Auch Frauen, die stark unter Hitzewallungen leiden, sollten vorsichtig sein. Wer an Hämorrhoiden, Hautausschlägen, Ekzemen, Neurodermitis, Geschwüren, Gastritis leidet oder einen empfindlichen Darm hat, ist ebenfalls gut beraten, den Konsum dieser Nahrung völlig zu vermeiden.

- *Einige erhöhen den Schleim:* Z.B. Kuhmilch, süße und saure Früchte wie Avocados, Bananen, Feigen (frisch), Grapefruit, Trauben, Zitronen, Melonen, Orangen, Papaya, Ananas, Pflaumen, Rote Beete, Stangensellerie, Aubergine, Pilze, Okra, weiße Kartoffeln und Spinat. Wer oft an Verschleimung leidet, sollte den Konsum dieser Nahrung zu reduzieren.

Die Gewürze enthalten überhaupt scharfe und herbe Geschmackskomponenten, haben eine erwärmende Wirkung, räumen regelmäßig übermäßigen Schleim im Körper auf und helfen der Verdauung. Natürlich darf man mit scharfen Geschmacksrichtungen nicht übertreiben, weil sie dann Magenschleimhaut und Darmflora beschädigen können.

Bitterstoffreiche Kräuter und Nahrung gelten als entgiftend und blutreinigend. Fast alle Blattgemüse (Kopfsalat, Rucola, Wirsing, Spinat, Endivien, Kraut etc.) und Grüngemüse (Grünbohnen, Brokkoli, Grünspargel, Zuckerschoten etc.) sowie andere Gemüsearten wie Radieschen, Rettich, Grapefruit, Granatapfel, Enzian, Brennnessel, Wermut, Mistel, Basilikum, Origano, Salbei, Petersilien, Majoran, Thymian etc. enthalten reichlich Bitterstoffe, die wir brauchen.

Einen besonderen Hinweis möchte ich Ihnen außerdem noch mitgeben: Es gibt eine Menge sehr jung gepflückter, aber vorgereifter Früchte (hauptsächlich exotische Früchte) wie Ananas, Bananen, Mangos, Papaya usw. auf dem Markt, die kaum Nährstoffe enthalten. Sie können Verdauungsprobleme verursachen und Hauterkrankungen verschlimmern.

Dennoch unterstützen diese Früchte die Verdauung, die sauren Lebensmittel auch das Immunsystem und entfernen Schleim vom Körper.

Es gibt vier unterschiedliche Altersgrenzen, auf die wir uns konzentrieren müssen:

- Minderjährige (unter 11 Jahren)
- Jünglinge (zwischen 11 und 18 Jahren)
- Vollerwachsene (ab 18 Jahren)
- Ältere (ab 60 Jahren)

In der Regel können die Erwachsenen die reichlich fetthaltige, eiweißreiche Nahrung leichter verdauen als Kleinkinder. Denn die Verdauungsorgane der Kleinkinder sind nicht voll ausgewachsen und produzieren wenige Enzyme, um solche Nahrung zu verdauen. Deshalb füttern wir Kleinkinder natürlich auch nicht mit pürierten Schnitzeln und Pommes oder Leberkäse mit Kartoffelsalat. Nicht mal die Hunde- oder Katzenbabys.

Wenn Erwachsene solche Nahrung konsumieren, dann nehmen sie auch oft Schnäpse oder andere Spirituosen zu sich, um die Verdauung zu erleichtern. Aber wir können selbstverständlich unseren kleinen Kindern keine Spirituosen geben, wenn sie protein- und fettreiche Nahrungsmittel wie Schokolade, Fleischgerichte und Gebäck essen. Aus dem gleichen Grund, dass zu wenig Enzyme produziert werden, können ältere Menschen mit solcher Nahrung auch an Verdauungsproblemen leiden.

Die Jünglinge brauchen mehr Nahrung, damit sie gut weiterwachsen können, aber auch sie dürfen keine Spirituosen konsumieren, weil ihre Verdauungsorgane einschließlich der Leber dadurch beschädigt werden können.

Obwohl die Erwachsenen alle essbaren Lebensmittel und Getränke konsumieren dürfen, sollten sie darauf achten, die Menge nicht zu überschreiten und die allgemeinen Regeln einzuhalten, wenn sie gesund alt werden wollen.

Auch die folgenden vier Menschengruppen sind gut beraten, sehr sorgfältig mit der Ernährung umzugehen:

- Frauen während der Periode oder der Wechseljahre,
- Schwangere,
- stillende Mütter,
- Kranke.

Wenn Frauen in der Menstruation oder in den Wechseljahren sind, findet im Körper ein allgemeiner, natürlicher Prozess einer Reinigung bzw. eines »System-Updates« statt. Während der Periode bekommen viele Frauen oft Pickel im Gesicht oder am Nacken. Manche bluten ziemlich stark, während andere außerdem starke Krämpfe bekommen. In dieser Zeit erhitzende und Blähungen bewirkende Nahrung zu sich zu nehmen, stören die Prozesse. Wechseljahre dauern bei einigen länger, aber diesen natürlichen Prozess im Körper darf man meiner Meinung nach nicht mit Hormontabletten oder sonstigen Mitteln unterdrücken oder verändern.

Während dieser Zeit ist es empfehlenswert, täglich mildere Tees zu trinken, wie *Koriander*, *Thymian*, *Fenchel*, vielleicht versetzt mit etwas *Bienenhonig*, und auch Säfte aus *Äpfeln*, *Birnen*, *Melonen*, *Orangen*. An Nahrungsmitteln kombinieren Sie Gerichte aus Gemüsen, Hülsenfrüchten, Fisch – außer Thunfisch- und Meeresfrüchten –, »weiße«-Fleischgerichte (Huhn/Pute/Kaninchen).

Alkohol und Nikotin sind in diesen Zeiten möglichst zu vermeiden.

Für Schwangere und stillende Mütter gelten diese Regeln ebenfalls. Genauso wie Alkohol und Nikotin dem werdenden Kind oder dem Säugling schaden, schaden ihm auch einige Lebensmittel. Empfehlenswert für die Mütter ist: möglichst wenig Schweinfleisch, hingegen fettarme Milch sowie Ziegenmilch, Reis oder Sojamilch, Gerichte aus Rind- und Wildfleisch, Fisch, Kalb-, Hähnchen-, Putenfleisch und Leber vom Rind und Kalb sind gut geeignet. Bitterstofffreiches Blattgrün und Gemüse, gekochter/gedünsteter Rettich, Kohlrabi, Rote Beete (sie unterstützen und stimulieren die Milchdrüsen und stärken das Immunsystem), Linsen, Bohnen, Karotten, Erbsen, Lauch und gute Eier, zusammen mit Reis, Nudeln, Kartoffeln, Dinkelbrot und Frischobst oder Obstsäfte. Beide, Schwangere und stillenden Mütter, sollten wegen ihrer Wirkung nicht zu viel von allzu säuerlichen Früchten zu sich nehmen, da diese gewisse Irritationen verursachen können.

Es hilft auch Kranken sehr gut, wenn sie das Essen ohne Anstrengung leicht verdauen können, um eine schnellere Genesung zu erreichen. Ein kranker Körper wird noch schwächer, wenn er seine Kräfte infolge schwer verdaulicher Nahrung verliert.

In meiner Zeit in Sri Lanka als Kind und Jugendlicher gab es Sitten und Regeln dafür, was und wie man kocht, und wie, was und wann man isst. Als Erwachsener folgt man einigen dieser Sitten und Regelungen nicht immer, kam aber oft darauf zurück, besonders, wenn man außergewöhnlich zugenommen oder gesundheitliche Probleme bekommen hatte. Das traditionelle Essen in Sri Lanka ist sehr gesund und Reis, mit einer Auswahl verschiedener Gerichte, zubereitet aus Fisch, Fleisch und Gemüse, gilt als die Hauptnahrung. Wer an unserer Küche Interesse hat, findet viele gute Berichte im Internet.

Nach dem Sonnuntergang durften Kinder zum Beispiel keine Auberginen, Gurken, Tomaten, Spinat, Eis, Joghurt, Kuhmilch und eierhaltige Nachspeisen bekommen, weil sie im Körper die Schleimbildung vermehren können. Schwer verdauliche Milchprodukte, frittierte Fleisch- oder Fischgerichte sowieso nicht, weil sie den guten Schlaf der Kinder stören und noch dazu Beschwerden im Bauch verursachen können. Wenn man beobachtet, wie viele Milch- und Schokoladenprodukte, frittierte und kalte Nahrung Kinder heute täglich konsumieren, wird es nachvollziehbar, weshalb die Kinder oft krank sind.

Ich erinnere mich immer noch, wie unsere Mutter, als wir kleine Kinder waren, Kuhmilch für uns zubereitet hat. Die Kühe von Bauern waren natürlich gehaltene Tiere, die nur mit Gras, Getreideschalen, Restprodukten nach der Kokosöl-Gewinnung und Heu gefüttert wurden. Je nach Größe konnte eine Kuh höchstens drei bis fünf Liter Milch am Tag geben, aber nur, wenn das Kalb rechtzeitig dem Muttertier weggenommen worden war. Die Mütter erhitzten die Milch mit ein bis zwei *Knollen Cyperus Rotundus* (*Knolliges Zyperngras* auch *Süßnuss* genannt) in einem Tontopf auf kleiner Flamme. Der Rahm (das Obers) wurde entfernt. Auch damals wurde Kuhmilch mit Rahm für die Kinder als schwerverdauliche Nahrung angesehen. Darum bereiteten sie die Milch mit etwas *Cyperus Rotundus* zu. Kinder ab zehn oder elf Jahren tranken die Kuhmilch zusätzlich mit etwas *Ingwer*. Ohne diese Zubereitungsart wurden nicht nur die Kinder, sondern auch die älteren Menschen schnell verschleimt, falls sie keine schwere Arbeitet leisteten. Kinder im Wachstum, jüngere Frauen und Schwangere bekamen die Kuhmilch ebenfalls mit etwas *Ingwer, Zimt, Kardamom* und *Muskatnusspulver*.

Man kann die Gewürze nach eigenem Geschmack zugeben. Ich habe Kuhmilch mit etwas *Petersilie, Salbei* und *Pfefferminze* zubereitet. Mit etwas *Zucker* schmeckt sie nicht schlecht. Hauptsache ist, dass die Kuhmilch keinen gesundheitlichen Schaden verursacht. Wenn man erkältet war, wurde Kuhmilch völlig vermieden. Asthma-, Lungen- und Bronchienkranke bekommen bei uns heute noch keine Kuhmilch, nur Ziegenmilch.

Wer krank ist, dem ist, wie bereits gesagt, leicht verdauliche Nahrung zu empfehlen. Gewisse Nahrungsmittel musste man bei einer Erkältung oder anderen Krankheiten überhaupt gänzlich vermeiden. Zum Beispiel gab es bei Windpocken meistens Reis mit leicht verdaulichen Linsen- und Gemüsegerichten und Currys aus kleinen Fischsorten wie Sprotten, Sardellen, zubereitet mit dünner Kokosmilch ohne scharfe Gewürze. Vermieden wurde rohes Gemüse, Öle, Nüsse, Fleisch, Kuhmilchspeisen, Heringe, Makrelen oder Thunfisch, Meeresfrüchte oder viel Säuere und essighaltige Nahrung.

Dies galt sowohl für Kinder wie Erwachsene, die unter Atemwegsbeschwerden oder Verschleimungen litten (natürlich durften sie sauer- und essighaltige Nahrung in kleinen Mengen bekommen).

Eine Flasche *Arrack* (Spirituose gewonnen aus der Kokospalmemblütensaft) mit jeweils ca. ½ Teelöffel *Schwarzpfefferkörnern*, *Nelken*, *Kardamom*, *Kümmel*, geschrotetem *Ingwer* und ein Stück *Zimt* angesetzt für etwa vier bis sechs Wochen, war auch in der Hausapotheke. Wenn die Kinder an Verdauungsstörungen gelitten haben, hat ein Teelöffel von dem Mittel gemischt mit etwas Zitronensaft immer gut geholfen.

Ob die Kaffeepflanze wirklich von den Arabern nach Sri Lanka gebracht wurde, weiß ich nicht genau. Etwa im Jahr 1825 wurden die ersten Kaffeebohnen auf Plantagen von den Engländern als Exportprodukt angebaut. Im Jahr 1860 gehörte Sri Lanka mit Brasilien und Indonesien zu den drei Ländern mit dem höchsten Export von Kaffee weltweit. Im Jahr 1869 endete das Geschäft, als ein Pilz auf den Blättern von Kaffeesträuchern entdeckt wurde und sich innerhalb kürzester Zeit auf der gesamten Insel ausbreitete. Danach kam der Tee. Diese beiden industriellen Plantagenprodukte mit ihrer künstlich erweckenden Wirkung wurde vor allem in westlichen Ländern sehr populär.

Obwohl der Kaffee dort wächst, trinkt man in Sri Lanka nicht viel Kaffee. Wenn ja, dann eine Tasse am Tag, und das entweder in der Früh, oder wenn das Wetter etwas kühler ist, oder mit etwas Zitronensaft gemischt, wenn man Durchfall hatte. Eine Erklärung über die Nebenwirkungen des Kaffees war damals, dass er allgemein Verstopfung verursachen kann und dies bedeutet, er könne die Darmzotten etwas austrocknen. Weiterhin kann *Koffein* im Kaffee den Puls und den Blutdruck erhöhen und Herzrasen verursachen. Obwohl er uns kurzfristig munter macht, führt er uns geradezu wieder in Müdigkeit und Erschöpfung und wir trinken erneut einen Kaffee, um uns wachzuhalten und so wird man möglicherweise süchtig.

Leider ist es heute so, dass es in erster Linie wichtig ist, wie das Essen schmeckt und wie schön es dekoriert ist, und es wird weniger darauf geachtet, wann und wie man isst. Es ist vielen Leuten auch egal, wann sie schwer verdauliches Eis, Sahne, Kuchen oder andere Gerichte zu sich nehmen. Dazu trinken sie noch kalte Getränke wie Bier, Prosecco, Weine und gelegentlich Longdrinks mit vielen Eiswürfeln. Obwohl unser Magen nicht größer geworden ist als der unserer Vorfahren, werden es immer mehr Gänge bei einem Essen, oft sogar sechs bis sieben. Von Jahr zu Jahr summieren wir ein paar Kilos mehr im Körper. Genauso wie im Winter isst man auch im Sommer. Erkältungs- und Grippewellen, einschließlich der Magen und Darmgrippe, brechen mittlerweile sowohl im Frühling wie auch im Herbst aus. Früher dauerte es höchstens drei bis vier Tage, aber heute dauert es bei vielen Menschen mehrere Wochen, bis sie sich von einer Erkältung wieder gänzlich erholt haben.

Wenn die Temperaturen im Herbst sinken, melden sich Schleimhautentzündungen, Hexenschuss, Rückenschmerzen und Muskelverspannungen häufig zurück. Wir haben schon vergessen, dass auch das Klima eine entscheidende Rolle bei der Wahl des Essens spielt. Früher hatte man im Frühling und Sommer viel Tageslicht gehabt, um länger zu arbeiten und das erforderte mehr Nahrung. Die Sonne enthielt in früheren Stunden Vitamin D. Dahingegen gab es im Winter weniger Vitamin D und deshalb sollte man sie zusätzlich bekommen. Bei der trockenen und kalten Luft im Winter war es wichtig, sich einzucremen, um die Hautgewebe schmierig zu halten. Genauso braucht unser Körper zusätzliche und etwas andere Nahrung im Winter, um seine Kräfte aufrechtzuerhalten.

Manche Menschen vertragen Alkohol sehr gut, während andere gleich nach dem ersten Glas durchdrehen und manchmal sogar gewalttätig oder aggressiv werden können. Manche können viel rauchen, andere husten schon, wenn eine Zigarette in der Umgebung angezündet wird. Genauso gibt es Menschen mit unterschiedlichen Verdauungsstärken, welche zu ihren angeborenen Körperstärken (ihrer Konstitution) gehören. Deshalb gibt es Menschen, die alles essen und gut verdauen können und kein Gram zunehmen, während andere nicht alles essen können, eine schlechte Verdauung haben und schnell zunehmen. Dennoch gibt es auch die, die nicht zunehmen, aber bestimmte Lebensmittel nicht gut vertragen.

Wenn jemand bestimmte Nahrung nicht verträgt, heißt das, dass sein Körper krank ist. Er oder sie hat Lebensmittelallergien oder Beschwerden in den Verdauungsorganen. Es könnten auch Pilzerkrankungen sein.

Nur wenn das Gerät/Motor in guter Kondition ist, wird die Batterie nicht schnell leer.

Genauso wie unsere anderen Angewohnheiten im Leben ist es wirklich schwierig, unsere Essgewohnheiten zu ändern.

Aber so ist es auch dann mit den Beschwerden im Körper, sie verlassen den Körper nicht einfach. Wenn unsere Essgewohnheiten und Nahrung für bestimmte Beschwerden im Körper verantwortlich sind, werden wir nicht nur weiterhin leiden, sondern müssen außerdem mit einer weiteren Verschlechterung rechnen, bis wir die Ernährung umstellen. Es gibt Menschen, die erst krank werden mussten, bis sie etwas veränderten. Leider!

Die erste Scheibe Leberkäse habe ich im Oktober 1996 in St. Gallen in der Schweiz gegessen, sie war super lecker. Das erste Stück Selchfleisch verzehrte ich ungefähr 1998 in Köln und es hat mir auch sehr gut geschmeckt. Außerdem esse ich Schweinebraten, Frikadellen, Kebab, Gyrosteller und Grillplatte mit Pommes immer noch sehr gerne. In sechs Jahren saisonaler Arbeit auf Kreta habe ich einige Kilo Fleisch konsumiert. Ich bekam sogar Pickel an den Gesäßbacken, aber nicht sehr lange. Wenn ich viel von Fleischgerichten gegessen habe, dann habe ich drei bis vier Thripalakapseln eingenommen und Kräuteraperitifs getrunken. Durch Hanteltraining im Liegen habe ich versucht, die Geradheit meines Körpers abzusichern. Anstatt einmal im Jahr wie gewöhnlich, habe ich die Darmreinigung und sanfte Körperentgiftung zweimal im Jahr gemacht. So bekam ich kaum Pickel oder sonstige Anzeichen für körperliche Beschwerden, wie eine belegte Zunge oder Schweregefühl im Bauch. Zu dieser Zeit habe ich auch viel gearbeitet.

Heute arbeite ich schon weniger als früher, esse deshalb weniger Fleischgerichte, nehme seit 2015 Bertram-Tabs anstatt Thripala, und so geht's mir bis jetzt eigentlich ganz gut. Merkwürdig ist jedoch, dass ich seit mehr als zehn Jahren im Kreuzbeinbereich zwei Stellen habe, wo ich nach übermäßigem Rind- oder Schweinfleischkonsum öfters gewisse Hautreaktionen wie schmerzhafte Blasen bekomme. Dann esse ich ein paar Tage lang kein Fleisch und alles ist wieder normal. Also ich denke, der Körper gibt nicht nur Signale, sondern sucht sich auch geeignete Stellen dafür, sein Unbehagen auszudrücken. Man muss nur darauf achten und sie kennenlernen.

Die allgemeine Grundregel lautet: Achten Sie darauf, die schädlichen körperlichen Wirkungen, die manche der Nahrungsmittel bei Ihnen auslösen, zu vermeiden!

Pickel, Akne, Neurodermitis, Schuppenflechte, Juckreiz, Zyste, Krebs oder Tumoren erwerben wir nicht automatisch im Lebensmittelgeschäft oder im Supermarkt mit den gekauften Produkten, aber alle diese Krankheiten sind *oft* eine Folge davon, dass wir keine zu hundert Prozent sauberen natürlichen Produkte bekommen können. Wir sollten deshalb zumindest versuchen, dem Körper durch die Nahrung möglichst geringe Mengen dieser Schadstoffe zuzuführen. Dazu gehört auch die Regel: passende Nahrung zur passenden Zeit.

Es gibt, wie gesagt, keinen Grund, dass wir uns nach einem bestimmten »Typ« oder nach irgendwelchen anderen Thesen ernähren sollten. Richtig ernähren bedeutet nicht, dass man Veganer oder Vegetarier sein soll, ayurvedisch kocht oder hier in Europa asiatische Gerichte nach Rezepten zubereitet und isst. Die Natur gibt uns alles, was wir brauchen. Dass wir sie manipulieren oder missbrauchen, tut uns gar nicht gut. Egal wo wir leben, ist es immer am besten, Lebensmittel aus dieser Region zu verwenden, weil sie zu uns, unserem Klima und unserer Natur gut passen.

Viele exotische Gewürzsorten sind für Menschen in warmen Ländern mit hoher Luftfeuchtigkeit sehr gut geeignet, weil man dort ausreichend schwitzt und sie gewöhnlich besser vertragen werden. Auch die Zubereitung der Gerichte mit Kokosmilch, Joghurt oder als Beilage frisch geraspelte Kokosnuss, Büffelquark und verschiedene kühlende Obstsorten als Nachspeisen, neutralisieren die schädliche scharfe Wirkung der Gewürze. Hingegen sind die Gewürzsorten, die in Europa wachsen, milder und passen besser zu den Menschen im europäischen Raum mit dem Klimawechsel, niedriger Luftfeuchtigkeit und besonders zum Winter, wo man kaum schwitzt. Zu scharfes Essen ohne Neutralisierung schadet der Magenschleimhaut und den Darmzotten und verursacht Gastritis, Magengeschwüre und Hämorrhoiden. Wenn das Essen gut zubereitet und leicht verdaulich ist, dann passt es sehr gut zu jedem Menschentypen. Vorausgesetzt, dass seine Körperstruktur keine Schiefhaltung hat, wodurch die inneren Organe verschoben, verdreht oder gestaut worden sind.

Obwohl wir oft hören, dass in einigen Gebieten oder Regionen das Trinkwasser aus der Leitung gut ist, so ist es doch oft ziemlich kalkhaltig. Das sehen wir an den Kalkablagerungen im Wasserkocher. Wenn das Wasser chlorhaltig ist, sollten Sie nochmal gut überlegen, ob Sie es trinken möchten, weil das Chlor pure Chemie ist, obwohl es die Keime in Schwimmbädern desinfiziert. Ich weiß, dass in Sri Lanka einige meiner Kollegen im Hotelbetrieb infolge des Chlors krank wurden, obwohl es manchmal nur in kleinster Konzentration im Wasser enthalten war. Manche entwickelten eine Schwäche in den Bronchien, während andere Leber- und Nierenprobleme bekamen. Schon damals war uns bekannt, dass Chlor nicht nur für die Menschen, sondern auch für die Tiere und Pflanzen giftig ist und enormen Schaden verursachen kann. Aber es wurde schnell beruhigt und verharmlost und alle haben das schon wieder vergessen.

In Sri Lanka hatten wir Behälter und Krüge, die aus Ton hergestellt wurden, wo man das Wasser aus den Brunnen und auch aus der Leitung als Trinkwasser gelagert hatte. Sie hielten das Wasser im Schatten kühler, zogen Kalk und Chlor heraus und lagerten sie am inneren Boden als Sedimente.

Natürlich denken wir, dass Wasser sehr wichtig ist. Aber im Grunde genommen geht es um die Flüssigkeit. Sprudelwasser und kaltes Wasser vor, zu oder nach dem Essen zu trinken, ist ungesund. Sprudel bläht, während das kalte Wasser die Bluttemperatur im Bauch senkt und möglichst Fett gerinnbar macht.

Um uns richtig zu ernähren, sollten wir eine gute Verdauung absichern. Das bedeutet aber nicht, dass man regelmäßig auf die Toilette gehen kann, sondern, dass die Verdauungsorgane die Nahrung gut verdauen, alle wichtigen Nährstoffe gut absorbieren und verteilen, und krankheitsfördernde Substanzen aus der Nahrung ausscheiden.

Die Verdauung der Nahrung beginnt im Mund mit dem Speichel. Um zu verstehen, wie stark allein unser Speichel ist, halten Sie für ein paar Minuten einen Schluck Öl im Mund. Das Öl im Mund wird schaumiger und flüssiger.

4. Richtig kochen

Ich habe zu Hause gelernt, wie man das Essen richtig vor- und zubereitet, und später erfuhr ich auch während der Arbeit in Hotels mehr dazu. Es wurden vorwiegend Lebensmittel ausgewählt, die zum Wetter und den herrschenden Temperaturen passten. Zum Kochen verwendete man Töpfe, Feuer, Wasser und es kamen grundlegende Nahrungsmittel wie Öl/Fett, Gewürze und weitere Zutaten, wie Essig oder Honig, zum Einsatz.

Das Kochen, vor allem von Gemüse, zerstört eine große Anzahl der nahrhaften Eigenschaften von Lebensmitteln. Die Wirkstoffe der Blattgemüse wie Spinat, Bleichsellerie, Grünkohl, Wirsing und Wurzelgemüse wie Möhren, Rote Beete, Kohlrabi usw. gehen weniger verloren und behalten die Mineralsalze, wenn man sie dünstet oder mit wenig Wasser auf dem Herd erhitzt. Wenn das Wasser zu brodeln beginnt, schaltet man den Herd aus und lässt das Gemüse mit zugedecktem Deckel ein paar Minuten stehen. Der verbleibende Sud sollte entweder mit dem Gemüse serviert oder weiter für Suppen, Saucen etc. verwendet werden.

Unsere Mütter meinten, dass Gurken einen kräftigen milchigen Saft haben, der dem Kehlkopf und der Speiseröhre von Kindern schaden kann. Vor der Zubereitung der Gurken entfernten sie deshalb diesen Saft. Es ist tatsächlich etwas kratzig auf der Zunge.

Das *Grünblattgemüse* enthält viele Mineralsalze und verstärkt die Sehkraft. Es schützt, heilt und vitalisiert den Körper. Es schmeckt etwas bitter oder auch etwas süßlich-scharf und manche dieser grünen Blattgemüse, wie Spinat, schmecken sogar etwas salzig. Doch es stimuliert das Immunsystem und verdünnt das Blut. Gemeinsam mit *Hülsenfrüchte*n, die fettarm und reich an Vitamin B, Kalium, Magnesium, Phosphor und Eisen sind, unterstützen sie das Körpergewebe. Die vielen Nahrungsfasern regen die Darmtätigkeit an und helfen, Verstopfung zu meiden sowie einen hohen Cholesterinspiegel zu senken. Diabetiker kann man sie ebenfalls gut empfehlen. Um Blähungen, verursacht durch Hülsenfrüchte, zu vermeiden, mengen Sie den Gerichten während der Zubereitung etwas *Senf* und *Kümmel* bei oder trinken zum oder gleich nach dem Essen einen *Zitronensaft*, gemischt mit beiden Gewürzen und etwas *Honig* oder *Zucker*. Für Schwangere, die gerne ihre Kinder länger stillen möchten, passt diese Kombination ebenfalls sehr gut.

Hülsenfrüchte zu kochen, ist einfach. Wer die Zeit hat, kann sie gut einweichen, erst waschen, falls sie staubig sind. Dann in einen Topf mit ausreichend Wasser und etwas Öl geben und auf dem Herd aufsetzen. Wenn das Wasser zu brodeln beginnt, schalten Sie die Kochplatte aus und lassen den Topf daraufstehen. Nach etwa einer Stunde kontrollieren Sie, ob die Hülsenfrüchte durch sind. Wenn nicht, schalten Sie die Kochplatte nochmals ein, bis das Wasser erneut brodelt und schalten sie anschließend wieder aus. Stehen lassen. Beim Kochen mit Gas sollte man nach einer halben Stunde kontrollieren.

Diese Methode können Sie übrigens auch beim Kochen von Fleisch anwenden, aber das sollten Sie jedenfalls nochmal erhitzen, besonders wenn es um Rind, Schwein oder Wild geht, weil der Inhalt oft nicht gar ist. Auf diese Weise reduzieren Sie übrigens auch die Energiekosten. Probieren Sie es einfach mal nach dieser Methode aus.

Das Kochen ist für mich wie ein Lebenselixier und macht mir fast immer viel Freude. Jedoch mag ich es nicht so, dass ich vorher jedes Mal unzählige Zutaten wie Gemüse, Gewürze usw. schälen und schneiden muss. Das ist schon sehr mühsam und benötigt viel Zeit. Wenn man allein oder nur zu zweit ist, muss man leider manchmal auch übriggebliebene Lebensmittel in den Müll werfen.

Ich habe dafür eine gute Lösung gefunden. Gleich nach dem Einkaufen wird alles, was zu schälen, ist, geschält und gewaschen und im Sieb gelassen bis das Wasser abgelaufen ist. Zum Beispiel Blattgemüse wie Kraut, Frühlingszwiebel, Lauch, Bohnen. Dann schneide ich alles kochgerecht, verteile es in Tupper-Geschirr und bewahre es im Kühlschrank auf. Blattgemüse, außer Kraut, werden nicht schnell faul, wenn der Boden des Tupper-Geschirrs mit einem ein paarmal gefalteten Küchenpapier bedeckt ist.

Zum Kochen nehme ich dann jeweils nur die Menge, die ich brauche. Sogar Kartoffeln können Sie im Wasser, gemischt mit etwas *Kurkuma*, *Salz* und *Zitronen* oder *Essig* aufbewahren. Ebenso Obst wie Äpfel, die sich schnell verfärben.

Das frische Fleisch vom Metzger schneide ich je nach Bedarf in Stücke, mariniere es mit Salz und Gewürzen nach meinem Kochgeschmack, bedecke es mit Sonnenblumen- oder Olivenöl und verpacke es in einen Gefrierbeutel, den ich dann tiefkühle. Der frische Geschmack des Fleisches bleibt so länger erhalten. Am Vorabend nehme ich einen Beutel heraus, wenn ich am nächsten Tag Fleisch kochen möchte. Sie können jede Art von Öl nach Ihrem Geschmack verwenden.

In 25 Jahren, die ich im Hotel gearbeitet hatte, durfte ich rohes Fleisch und Fisch nie in der Mikrowelle auftauen und das tue ich immer noch nicht. Meine Chefs waren stets der Überzeugung, dass dies sehr ungesund ist. Informieren Sie sich über die Auswirkungen der Mikrowelle.

Die gleiche Verfahrensweise gilt für Früchte. Nach dem Schälen, Putzen und Schneiden werden sie mit Zitronensaft vermischt, um eine Verfärbung der Früchte zu vermeiden. Dann werden die Stücke entweder in Tupper-Tellern verpackt oder mit dem Mixer als dicke Säfte mit etwas Wasser und Zitronensaft zubereitet und in den Kühlschrank gestellt. Die Säfte können vor dem Trinken mit Wasser verdünnt werden. Ein Obstsalat mit etwas fettarmem Joghurt oder Quark, Honig, Sonnenblumenkernen und Rosinen ist gesund und schmeckt gut.

5. Empfehlungen für eine gesunde Lebensweise

Wie Benzin, Öle und Schmierungen für ein Auto ist das Essen und die Nahrung für unseren Körper. Wir dürfen eigentlich alles essen, was essbar ist. Trinken dürfen wir auch alles, was trinkbar ist. Aber wichtig ist, dass wir wissen, wann und wie es unserem Körper guttut, wie es ihm passt.

Kann man ohne Pausen arbeiten? Wenn ja, für wie lange? Auch die Verdauungsorgane können nicht durchgehend arbeiten. Sie brauchen, wie erwähnt, ebenso Pausen. Zwischenmahlzeiten und Naschen sind die schlimmsten Angewohnheiten vieler Menschen, die den Körper und seine Funktionen extrem belasten. Selbst zucker- und milchreiche Getränke zwischen den Mahlzeiten zu trinken, schadet einigen Verdauungsorganen und Drüsen, sodass sie frühzeitig krank werden können. So wie manche Firmen ihre Mitarbeiter aus gesundheitlichen Gründen und daraus resultierender Arbeitsunfähigkeit in Rente schicken müssen.

Es gibt ein paar einfache Regeln, an die wir uns in unserem Alltag gewöhnen können. Sie gelten als *Regeln* der gesunden Ernährung.

- *Frühstücken* ist immer sehr wichtig, nachdem man aufgestanden ist. Manchmal wachen wir sogar auf, weil wir während des Schlafes Hunger verspüren. Im Prinzip beginnen die Verdauungsorgane bereits zu arbeiten, wenn wir am Morgen nach dem Aufstehen einen Schluck Wasser, Kaffee, Tee oder Saft trinken. Der Magen und die Bauchspeicheldrüse beginnen, ihre Enzyme zu produzieren, Darm, Leber und Gallenblase ihre Säfte usw. Um diese Vorgänge bestmöglich zu unterstützen und richtig zu nutzen, brauchen Magen und Darm die Nahrungszufuhr. Auch das Gewebe braucht Nährstoffe, um sich für die täglichen Aufgaben bereitzuhalten. Wenn das nicht geschieht, arbeitet Ihr Körper mit unterernährtem Gewebe.

  Wer das Frühstücken »kompliziert« findet, kann zumindest versuchen, einen guten frischen Obstsaft zu trinken. Mit etwas Müsli oder Haferflocken schenkt er noch mehr Kraft. Um es sich leichter zu machen, können Sie gleich zwei bis drei Gläser des Saftes machen und sie im Kühlschrank aufbewahren. Wer Säfte aus Bananen, Birnen oder Äpfeln zubereitet, sollte unbedingt etwas mehr Zitronensaft oder Kümmelpulver zugeben, um mögliche Blähungen zu vermeiden.

- Es gelingt uns, schädlichen Tabak und Alkohol ohne irgendwelche logischen Gründe regelmäßig zu konsumieren, warum gewöhnen wir es uns nicht einfach an, wirksame *Kräutertees* und Getränke für den Körper in unseren Alltag zu integrieren?

- Wenn Sie gerne scharfe geschmacksreiche Teesorten trinken, halbieren Sie im Sommer die Dosierung und geben immer etwas *Rohrzucker* oder *Honig* dazu. Diese Getränke können Sie auch im Sommer leicht kalt trinken. Ebenso ist es mit scharfer Nahrung. Nehmen Sie nach solcher Nahrung etwas Süßes oder ein paar Teelöffel Joghurt als Nachspeise.
- Allzu *kalte Getränke* vor, zu und nach dem Essen zu vermeiden tut jedem gut. All die Verdauungsorgane funktionieren wie Verbrenner und diese senken die Temperaturen im Bauch, stören die gesamten Magenfunktionen und Verdauungsprozesse und verursachen mit der Zeit chronische Verdauungsstörungen und Organbeschwerden. Selbst wenn wir viel Wasser trinken, verdünnt das die Magensäure und andere Verdauungssäfte und Enzyme und verlangsamt dadurch den Verdauungsprozess.
- *Säfte* aus Melonen oder Korianderwasser (Koriandersamen gekocht oder Pulver mit gekochtem Wasser ziehen lassen) eignen sich im heißen Sommer.
- *Fruchtsäfte* gemischt mit etwas fettarmem Quark (in Indien heißen die Getränke »Lassi«) eignen sich sehr gut im Sommer. Aber ebenfalls nicht am späteren Abend. Man wird schnell verschleimt, wenn man solche kühlend wirkende Getränke am Abend trinkt.
- Jeder einzelne ungewöhnliche Pickel oder Akne im Gesicht oder Nacken- und Schulterbereich und Lipome (Fettgeschwulste) sowie leichter Juckreiz der Haut bedeuten, dass die Verdauungsorgane bzw. das Verdauungssystem überfordert sind, etwas Ruhe benötigen oder nicht richtig funktionieren können. Dann reduzieren Sie die Anforderungen an die Verdauung, damit Sie die benötigte Ruhepause bekommen können und wenn möglich, führen Sie eine sanfte Darmreinigung durch. Es ist so, wie einen gestressten Mitarbeiter für ein paar Tage in den Urlaub zu schicken, damit er wieder frisch

und ausgeruht zur Arbeit kommen und seine Aufgaben gut erfüllen kann.

- *Mehlige sowie fett- und eiweißreiche Nahrung* sind gut geeignet für schwer körperlich arbeitende Menschen. Aber auch ihnen tut eine Pause von dieser schweren Nahrung gut, damit ihre Verdauungsorgane sich etwas ausruhen können. Oder sie nehmen zusätzliche Unterstützungsmittel für die Verdauung ein. Wenn wir altersbedingt erste graue Haare, Alters- und Leberflecken und Falten bekommen, tut es den Organen sowieso gut, wenn wir die schwerverdauliche Nahrungsaufnahme reduzieren.

- Hat man einen empfindlichen Magen oder Darm, dann sollte man mit scharfen Gewürzen sehr vorsichtig umgehen. Dies bedeutet nicht, dass man *scharfe Gewürze* und Lebensmittel völlig vermeiden sollte, sondern, dass es sich empfiehlt, solche Nahrung mit etwas Süßem zu kombinieren. Wer an Leberbeschwerden leidet, ist gut beraten, Alkohol und schwer verdauliche Nahrung zu vermeiden. Wer hohen Blutzucker hat, tut gut daran, mit Weißmehlprodukten und zuckerreicher Nahrung sehr vorsichtig umzugehen. Wer an einer Pilzkrankheit leidet, für den ist es ratsam, mit Milchprodukten und tierischem Eiweiß vorsichtig zu sein. Falls Neurodermitis/Ekzeme, Schuppenflechte oder Geschwüre ein Problem darstellen, ist es wichtig, bestimmte Nahrungsmittel wie Thunfisch, Meeresfrüchte, säure- und essighaltige Lebensmittel, Kuhmilchprodukte und fettreiche Lebensmittel zu vermeiden.

- Wir haben es bereits angesprochen: Vermeiden Sie zwischen den Mahlzeiten Milchkaffee, Kekse, Kuchen, Eis, Toffees, Schokolade oder andere Knabbereien. Statt viel Kaffee und zuckerhaltige Getränke zu trinken, gönnen Sie sich mehr Kräutertees mit etwas *Honig* (*Salbei, Minze, Thymian* oder eine gute Mischung), Wasser (ohne Chlor und Kalk) und frische Fruchtsäfte. Vermeiden Sie Alkohol und Nikotin während anstrengender Arbeiten und Beschäftigungen.

- Kombinieren Sie bittere, würzige Nahrungsmittel und Gerichte mit ungeschältem Getreide und Hülsenfrüchten zu den Mahlzeiten – wie zum Beispiel: Sellerie, Petersilie, Liebstöckel, Basilikum, Minze, Kümmel, Senf, Pfeffer etc.

- Anstatt Wasser zu trinken, ist es besser, wenn man zum Essen Zitronensaft oder Obstsaft mit oder ohne Zucker trinkt. Diese Getränke enthalten auch Säure, die die Verdauung gut unterstützt.

- Mit leerem Magen sollte man den Konsum von Alkohol überhaupt möglichst vermeiden. Er schadet der Magenschleimhaut.

Neben diesen Regelungen gibt es noch ein paar weitere wichtige Punkte, die wir bezüglich richtiger Ernährung beachten sollen. Es sind keine Geheimnisse, dennoch sind wenige Menschen konsequent dabei, diese Punkte einzuhalten.

- *Anpassung der Ernährung an die Art und Weise der Arbeit, Winterzeit und Sommerzeit*: Art und Weise einer Arbeit bedeutet: Ein Büroangestellter benötigt zum Beispiel nicht so viel Körperkraft und Energie wie ein Handwerker, Bauarbeiter oder Bauer, die oft draußen arbeiten und den Witterungseinflüssen ausgesetzt sind und vorwiegend körperlich arbeiten. Deshalb sollten Büroangestellte und Menschen mit einer Arbeit, die vorrangig im Sitzen erledigt wird, eher leichtes Essen zu sich nehmen, während die anderen mehr eiweiß- und fetthaltiges Essen brauchen. Aber auch jene, die schwere körperliche Arbeit verrichten sollten vorsichtig sein und nicht allzu schwer verdauliches Essen während der Arbeit zu sich zu nehmen, weil Schwerarbeit und das Arbeiten mit schweren Geräten mit einem schweren Magen auch gefährlich sein kann. Man ist unkonzentrierter, wenn der Magen sehr voll ist.

Wer nicht so gerne Fleisch oder Milchprodukte isst, kann zusätzlich Lebertran, Kieselerde-Präparate (kann heutzutage jeder einnehmen, solange die Nahrung eher nährstoffarm ist) oder andere Mittel zuführen, um die Körperkraft im Gleichgewicht zu halten. Ein bis zwei Esslöffel guten Sonnenblumenöls, Rapsöls oder Olivenöls vermischt mit Obstsaft nach dem Frühstück ist auch eine gute Alternative. Vitamine- und Mineralien-Präparate nach Empfehlung Ihres Hausarztes oder Gesundheitsberaters sind ebenfalls Möglichkeiten der Ergänzung.

Der Körper braucht im Sommer nicht so viel Energie und Kraft wie im Winter. Im Winter hingegen wird unser Körper wegen der Kälte und niedrigen Luftfeuchtigkeit etwas trockener. Das Gewebe verliert seine Geschmeidigkeit und braucht etwas mehr Schmierungen und Fett, um sich gegen die Kälte zu schützen. Der Körper benötigt deshalb zur Unterstützung mehr Nährstoffe wie Vitamine und Mineralien.

- *Duschen und Baden oder Sport, gleich nach dem Essen:* Was unsere Mütter uns immer schon sagten, das Duschen oder Baden direkt nach dem Essen ist nicht gesund, weil es die Bluttemperatur im Magen und im Kopf senkt. Was hat der Kopf mit der Verdauung zu tun? Nach dem Essen sind wir oft ein bisschen müde und fangen an zu gähnen. Dies geschieht, weil die Bauchregion mehr Blut verbraucht und somit der Kopf Sauerstoffmangel erfährt, obwohl er als der »Chef« alles steuern muss. Deshalb gähnen wir.

Ich habe oft Touristen in Hotels gesehen, die nach Konsum ihrer Sandwiches, Salate und anderem Essen gleich ins Meer oder in den Swimmingpool schwimmen gingen, manchmal sogar in voller Action. Sex ist übrigens ebenfalls nicht zu empfehlen gleich nach dem Essen. Sobald das Essen im Magen gelandet ist, beginnt die Verdauung und der Magen leistet Schwerstarbeit. Beim Schwimmen oder unter Leistungssport ziehen sich die Bauchmuskeln zusammen. Speiseröhre, Magen, Bauchspeicheldrüse, Gedärme, Leber und Gallenblase werden dadurch zusammengepresst und das Essen kann nicht ordentlich zerkleinert werden. Wie viele Beschwerden dadurch entstehen können, ist unvorstellbar.

- *Möglichst leichtes Abendessen, mindestens zwei bis drei Stunden vor dem Schlaf:* Ein schweres Abendessen hat zur Folge, dass der Magen für den Verdauungsvorgang viel Kraft benötigt und der Schlaf beeinträchtigt wird. Wenn man sich nach dem Essen mit schwerem Bauch hinlegt, drückt das sowieso auf den Rücken. Wenn man dann so einschläft, erschlafft die Körpermuskulatur und es drückt noch mehr Gewicht gegen den Rücken. Manchmal drehen wir uns auf die Seite während des Schlafes. Dann schieben oder drücken die immer noch schwer arbeitenden Verdauungsorgane und stören weiter den Verdauungsprozess. Gleichzeitig kommt es im Rücken zu leichten Verspannungen, die später ungewöhnliche Rückenprobleme oder Schlafstörungen verursachen, deren Grund man aber oft nicht versteht.

Schwere Mahlzeiten enthalten häufig reichlich Fleischarten wie Schwein, Rind, Lamm, Wurst- und Schinkensorten, Meeresfrüchte, Milchprodukte wie Käse, Sahne und gebratene oder frittierte Speisen. Sogar Rohgemüse gehören zur schwerverdaulichen Nahrung. Eis, Eierspeise, Mehlspeise wie Kuchen- und Pudding, Milchschokolade zählen ebenfalls dazu.

Leichte Mahlzeiten sind gedünstete Gemüse, gut gekochte Gerichte aus Gemüse-, Getreide- und Hülsenfrüchten, Fisch, Wild, Ziegenfleisch, Kaninchen-, Hühner- und Putenfleisch, die wenig Fett enthalten. Diese

Gerichte sind sogar gut für Kranke, wenn ihre Verdauungsorgane nicht an schweren Krankheiten leiden. Fett vom Fisch ist leichter zu verdauen als das vom Fleisch. Forellen, Lachsforellen, Saibling, Lachs, Kabeljau, Seelachs, Barsch sind einige Beispiele. Reife Früchte, Kekse und Gewürzkuchen aus Dinkelmehr gehören auch dazu.

Und außerdem gibt es noch zwei wichtige Aufgaben, auf die wir uns konzentrieren sollten, wenn wir uns »richtig« ernähren wollen, und zwar die Reinigung und Entgiftung der Verdauungsorgane. Weshalb? Weil alles, was dort hineingeht, egal wie gut es gerochen hat und wie viel es gekostet hat, nur etwas stinkend und wertlos wieder herauskommt. Das bedeutet, wenn wir die Verdauungsorgane nicht regelmäßig reinigen und entgiften, funktioniert der Abbau der Nahrung nicht richtig und das hat zur Folge, dass einige dieser stinkenden und wertlosen Dinge im Körper verbleiben und dann ihre schädlichen Wirkungen einsetzen.

Vieles liegt in Ihrer Hand, ich hoffe, ich konnte Sie dazu anregen, sich intensiv mit Ihrer Ernährung und Lebensweise auseinanderzusetzen, ohne dass Sie sich von vielen Geboten eingeengt fühlen. All diese Regeln benötigen nur Willen und Disziplin, sodass sie in Ihre Gewohnheiten übergeben. Auf diese Weise werden Sie leichter und angenehmer leben.

VII. Schützen – Heilen – Wohlfühlen

Obwohl unser Körper uns so wichtig ist, gehen wir oft sorglos und respektlos damit um. Wir verstopfen ihn mit allen möglichen Nahrungsmitteln, die uns nicht guttun, und überlasten seine Arbeit mit der Verdauung. Wir bewegen uns entweder zu wenig oder übertreiben mit unzähligen Aktionen, ohne ihm genügend Ruhe zu geben, damit er sich regenerieren kann. Wir halten die äußere Fassade oft aufrecht, aber vergessen, uns auch um das Innere zu kümmern.

1. Unser Körper ist ein unglaublich komplexes System

Der menschliche Körper bildet aus verschiedenen biologischen Subsystemen ein komplexes ganzes System. Ob irgendjemand auf der Welt diese Komplexität und das Ineinanderspielen der Systemfunktionen vollständig erkannt hat, bezweifle ich. Wenn wir versuchen, all die Dienste unseres Körpers zu verstehen und sie schätzen können, begreifen wir, wie wichtig es ist, den Körper richtig und regelmäßig zu pflegen-, ´zu reinigen und zu entgiften – und dadurch zu schützen.

Es würde den Umfang dieses Buches sprengen, jedes System im Detail zu beleuchten. Aber wenn wir uns überlegen, wie wichtig jedes einzelne ist, damit das Gesamte gut läuft, wird klar, warum wir sehr auf uns achten sollten, um es nicht aus der Balance zu bringen. Deshalb müssen all unsere Versorgungskanäle und Austreibungskanäle sauber und funktionsfähig sein.

Trotzdem gibt unser Körper uns viele Chancen, wenn unsere Lebensweise nicht dem entspricht, was er sich wünscht. Viele Krankheiten schleichen sich über die Jahre ein, aber wir achten nicht auf all die kleinen Signale, die uns unsere Körper senden. Wenn wir eines Tages wirklich krank werden, steht plötzlich unsere Gesundheit im Mittelpunkt unseres Lebens und wir hoffen, dass es uns bald wieder gut geht. Aber denken Sie daran, es ist wirklich nicht so schwer, unseren Körper zu schützen und kleine Krankheiten selbst zu heilen. Wenn wir die Signale und Nachrichten aus dem Körper ignorieren, können spätere Behandlungen und Erholung, die wir ihm geben, vielleicht nichts mehr ausrichten, dann ist es zu spät.

Deshalb ist es gut, manchmal eine Pause einzulegen und uns von innen heraus zu reinigen, zu entgiften und zu pflegen. Dadurch werden wir gut vor Krankheiten geschützt. Wenn wir doch krank werden, werden wir uns in der Regel schnell erholen. Dann fühlen wir uns natürlich sehr gut.

Meine Überzeugung ist, dass eine Person, die ohne Behinderung geboren wurde, von Kindheit an eine gute Verdauung hat und die Geradlinigkeit seines Körpers sichert, ihr Leben mit mehr Gesundheit genießen kann. Dann werden die anderen Systeme und weiteren Vorgänge im Körper auch optimal funktionieren.

2. Was belastet unseren Körper?

Unser Körper ist ständig einer Vielzahl von Einflüssen ausgesetzt, mit denen er zu kämpfen hat. Etwa 60 Prozent davon beansprucht die Verarbeitung unseres regelmäßigen

Verbrauchs von Luft, Lebensmitteln und Getränken. Nach der Verarbeitung gibt es viele verschiedene Abfälle, die vom Körper regelmäßig mit Stuhl und Urin ausgeschieden werden sollten.

Wenn wir zum Beispiel Harnsäuren, Blutfette, Kalkfettsäuren, Kalziumkristalle, die aus verdautem und unverdautem Essen entstehen, und weiterer Abfall wie Schleim, Kohlendioxid, Giftstoffe und Fremdkörper als »Müll« verstehen können, dann können wir auch begreifen, dass er umso schädlicher für die Gesundheit ist, je länger er im Körperinneren verbleibt. Müll ist Müll. Während Kohlendioxid, das aus den Lungen kommt und als Teil des Schleims durch die Nase und den Mund ausgeschieden wird, wird alles, was nach der Verarbeitung im Magen, in der Leber, im Darm- und Lymphsystems als Abfall übrigbleibt, hauptsächlich durch den Darm, die Nieren und die Blase als Stuhl und Urin ausgeschieden. Außerdem scheidet die Haut etwas davon mit dem Schweiß aus. Manchmal wird im Magen und Darm wegen Pilzerkrankungen Schleim gebildet, der auch durch den Darm herauskommt. Wenn dieser Prozess nicht vollkommen ist, beschädigt dieser Müll, vor allem die Harnsäure, unser Herz, Arterien, Knochen und Gelenke, zieht sogar Muskeln in Mitleidenschaft und anschließend die Nieren und ebenso die Blase. In der Folge werden die Blase und Nieren entzündet, infiziert und verursachen eventuell Steine, Zysten, Tumoren und Krebs.

Lungen, Nasennebenhöhlen und Augen- und Ohrenbereich werden oft vom Schleim verstopft oder belagert. Darmzotten werden häufig von Fettablagerungen bedeckt. Wenn Darmzotten mit Fett bedeckt sind, sind sie nicht oder nur mangelhaft in der Lage, die Nahrung richtig zu verdauen und die Nährstoffe aufzunehmen. Dadurch gehen viele Nährstoffe einfach unverdaut und damit unverarbeitet wieder aus dem Körper und so wird der Körper unterernährt und die Funktionen der Organe werden schwächer, oft ohne dass Sie das merken. Stellen Sie sich das wie bei einem Ausgussrohr eines Waschbeckens vor. Wenn Sie über eine längere Zeit Fett und andere Restabfälle hineinschütten, wird das Rohr langsam verstopfen. Anfangs merken Sie das gar nicht, dann gibt es erste Signale, weil der Wasserablauf nicht mehr im Idealzustand verläuft und schließlich ist der Wasserablauf völlig blockiert.

Genau wie die Geradheit des Körpers hilft, den Organen den nötigen inneren Raum zu schaffen, um das reibungslose Funktionieren zu garantieren, hilft die Reinigung von innen heraus nicht nur bei der besseren Aufnahme und Verarbeitung von Nährstoffen, sondern auch bei der Entleerung des »Abfalls«.

3. Lieben wir unser Auto mehr als uns selbst?

In vielen Kulturen reinigten Menschen ihren inneren Körper ungefähr zweimal im Jahr durch Fasten oder Entgiftung, obwohl die Natur, Nahrung und Medikamente nicht so stark verschmutzt, vergiftet und schädlich waren wie jetzt. Da wir in unserer heutigen Welt mit ungleich mehr Schadstoffen fertigwerden müssen, wäre es vorteilhaft, wenn wir den Körper regelmäßig reinigen und entgiften, um ihn gesund zu halten.

Wie geht man mit seinem eigenen Auto um? Im Winter wechseln wir die Reifen, weil die Sommerreifen im Winter nicht taugen. Manchmal brauchen wir sogar zusätzlich Schneeketten. Zeigt es ein Alarmsignal, dann fahren wir zuerst in die Werkstatt, um alles kontrollieren zu lassen und es wird gemacht, was notwendig ist, um die angekündigten möglichen Schäden zu verhindern. Außerdem fahren wir das Auto nicht ohne Pausen, obwohl mit ihm alles in Ordnung ist, weil wir wissen, dass das nicht gut für den Motor ist. Nach einer längeren Fahrt lassen wir den Motor ruhen, damit er abkühlen kann, wechseln Öl und oft bringen wir es in die Werkstatt zur Routinekontrolle.

Wir treiben also erheblichen Aufwand, um unser Auto »gesund« zu erhalten Tun wir dasselbe genauso mit unserem eigenen Körper? Oder lieben wir unser Auto mehr als uns selbst? Viel mehr als unsere Autos, Wohnungen oder Häuser sollten wir unseren Körper reinigen und pflegen, denn ...

- für die Autos, Häuser und Wohnungen gibt es genügend Werkstätten, gute Handwerker und Mechaniker, Ersatzteile, Geräte, Stoffe und sie haben keine Zellen, die sich ständig erneuern oder sterben.

- sie sind nicht schmerzempfindlich und können bei einer Verletzung oder einem Bruch ohne Nachwirkungen, Schmerzmittel und ohne lange Dauer repariert werden, als Schrott weggegeben oder billig verkauft werden. Außerdem können wir uns jederzeit ein neues Auto kaufen oder mit dem Zug fahren.

Wir haben diesen Vergleich weiter vorne in anderem Zusammenhang schon gezogen und auch an dieser Stelle passt der bildhafte Vergleich: Wenn wir unsere Wohnung oder unser Haus nur von außen saubermachen und lediglich auf die Fassade achten, aber innen nie reinigen, dann wird es schnell schmutziger, unordentlich und unangenehmer. Staub und Netze von Spinnen siedeln sich überall an. Schimmel, Kakerlaken, Mäuse und Ameisen werden nicht lange auf sich warten lassen.

Damit wir das Leben richtig genießen können, ist es wichtig, gesund zu sein. Sonst verschwenden wir viel zu viel Zeit bei Ärzten und Therapeuten, unendlichen Untersuchungen, in Laboren und Krankenhäusern oder im Bett. Wir können viel dazu beitragen, dass dies nicht eintritt.

4. Halte die Maschine sauber und den Körper gerade!

»Halte die Maschine sauber!«, war ein Rat meines Vaters und einiger anderer Heiler wie zum Beispiel jener von Dr. Alawattegama. Seit 1996 bin ich häufiger in Europa gewesen und musste vor allem mit der Nahrung und dem ungewohnten Lebensrhythmus und Wetterverhältnissen zurechtkommen.

Davor machte ich, um meine »Maschine« sauber zu halten, zweimal im Jahr eine Darmreinigung mit Kräuterpillen (sie wirken sehr stark) und einmal eine Entgiftung (mit Neemblätter-Extrakt). Dazu schlief ich mehr, um versäumten Schlaf nachzuholen. Ein paar Wochen ohne Alkohol und Rauchen waren wie ein Lottogewinn für den Körper. Das gesamte Atmungssystem wurde von den frühmorgendlichen Seebädern gereinigt. Das Essen war, abgesehen von der Junk- und Partynahrung, wirklich gut und das Wasser ohne Chlor aus den Brunnen in Sri Lanka gesund. Ich nahm Thripala, wenn ich schwere Mahlzeiten zu verdauen hatte. Die Teemischung, die den Schleim vom Körper entfernt, war immer mit dabei.

Abgesehen von Seebädern mache ich die anderen Sachen immer noch. Anstelle der stark wirkenden Kräuterpillen, nehme ich allerdings heute das weiter vorne erwähnte milde Kräuterpulver (Sukumara Churna) aus Sri Lanka zur Darmreinigung. Thripala-Kapseln wurden durch Bertram-Tabletten ersetzt.

Die Einnahme den Thripala-Tabletten habe ich je nach der Art der Nahrungsaufnahme auch wieder geändert. Bei leicht verdaulicher Nahrung nehme ich wie immer zwei Kapseln und bei schwer verdaulicher Nahrung drei oder vier. So mache ich das auch mit den Bertram-Tabletten.

Wie ich bereits erklärt habe, war ich oft verschleimt,

nachdem ich zu viele kalte Getränke getrunken hatte. Mein Freund, der gute Dr. Alawattegama, hatte zwei sehr wirksame Kräuterpräparate, die ich dagegen genommen habe. Ansonsten war es nie einfach, diese Beschwerde ohne diese Mittel loszuwerden. Im Jahr 2015, als ich in Sri Lanka krank war, erhielt ich das Heilmittel von seinem Sohn. Da ich jetzt in Österreich lebe, habe ich versucht, ein ähnliches Mittel aus anderen Zutaten zu gewinnen. Ich verwendete dafür gemahlenen langen Pfeffer, Fenchel, Nelken, Zimt, Kardamom, Brennnessel, Süßholzwurzel, Kurkuma, Thymian, Bertram-Pulver, Hirsepulver, Muskatnuss, Koriander und Ingwer und war damit sehr erfolgreich. Die Mischung als Tee kann man täglich konsumieren, und seit gut zwei Jahren habe ich keine Beschwerden mehr. Wenn ich im Sommer gelegentlich kalte Getränke konsumiere, trinke ich diesen Tee natürlich öfter als gewöhnlich, mit etwas Honig oder Rohzucker am Morgen. Ansonsten trinke ich von diesem Tee täglich zwei bis drei Tassen, aber dünn zubereitet.

Als ich in Deutschland war, halfen mir Umckaloabo-Tropfen, die als homöopathisches Heilmittel empfohlen wurden. Sie sind sogar gegen akute Bronchienbeschwerden wirksam.

Was ich fast immer regelmäßig genommen habe und noch nehme, sind Lebertran und Kieselerde mit Kalzium, Rasayana wie Ashwagandha oder Chyawanprash (Rasayana) als Nahrungsergänzungsmittel, wie weiter vorne beschrieben. Sie wirken sich sehr positiv auf unsere Gesundheit aus und geben meiner Erfahrung nach dem Körper einen Schub für den Alltag. Ich habe ähnliche Wirkungen durch die Rezepte erfahren, die ich selbst kreiert habe, aus pürierten trockenen Datteln, Feigen, Rosinen, Mandelpaste, Gewürzen, Kräutern und Sonnenblumenöl. Der Effekt war gut, obwohl bestimmte Kräuter fehlten.

Fast jeder Friseurtermin in Sri Lanka wurde mit einer Kopf-Nacken-Massage kombiniert. Viele unserer Friseure sind sehr gute Masseure. Heute habe ich wenig Haare und bin deshalb mein eigener Friseur.

Gelegentlich ist es angeraten, in der Freizeit den Kopf mit feinem Öl zu massieren, sich mit einer Fußpackung oder einem Kopf- oder Bauchwickel ein bis zwei Stunden lang auf die Couch zu legen. Das wird nicht nur von mir, sondern jetzt auch von meiner Frau gemacht. Diese Maßnahmen helfen sehr gut, um mögliche akute Krampfadern, Augen- und Nervenschwäche, Stresssituationen, Zwerchfellverengungen und Organschwächen im Bauch zu vermeiden.

Obwohl ich kein Fan von Pharmazeutika bin, muss ich zugeben, dass die Bepanthen-Salbe seit über 25 Jahren immer in meinem Reisekoffer ist. Dieses Produkt hilft, obwohl es sich nicht um ein reines Naturheilmittel handelt, bei kleinen Wunden sehr schnell und gut.

Was uns noch hervorragend hilft, ist ein guter Schlaf. Dafür habe ich sogar einige Veranstaltungen und Meetings ausgelassen. Es ist wichtig, nach stressigen Tagen einen tiefen ungestörten Schlaf in der Nacht zu bekommen. Ich nehme dafür eine Tasse warme *Milch* gemischt mit einem Teelöffel *Ashwagandhapulver*, einer Messerspitze gemahlener *Muskatnuss* und etwas *Honig* oder *Zucker*. Ich habe diese Mischung vor dem Schlafengehen getrunken und tue das immer noch, wenn ich viel zu tun habe. Die Tage beginnen dann sehr schön, der Tagesablauf ist sanft und entspannt, weil das Gehirn nach dem tiefen Schlaf sehr relaxed aber wachsamer ist.

Für die Mittagspause während der therapeutischen Arbeit habe ich mir mindestens zwei Stunden Zeit genommen. Wenn es nicht ging, habe ich zum Mittag sehr wenig gegessen. Gleich nach dem Essen Körperkraft zu verwenden, ist einfach ungesund!

Die Übungen mit Hanteln, das Leg-Magic-Gerät und der Heimtrainer haben Einzug in mein Leben gehalten, um für die Geradheit des Körpers zu sorgen. Während einer anstrengenden Arbeitszeit außerhalb des Bregenzerwaldes wird mein Körper auch manchmal schief und manchmal hatte ich keine Hanteln dabei oder etwas anders hinderte mich daran, ihn wieder einfach gerade zu kriegen. Die Lösung zeigte sich deutlich darin, einfach auf dem Boden ohne Matratze zu schlafen. Das ist zwar schon hart, aber man gewöhnt sich bald daran. Weil in dieser Situation eine kuschelige Schonhaltung unmöglich ist, schläft man entweder gerade auf dem Rücken oder auf der linken oder rechten Seite. Die Schulterblätter, Becken und die Hüfte werden in einer Nacht wieder ausgeglichen.

Viele meinen, dass ein Spaziergang nach dem Essen der Verdauung guttut. Genau das habe ich nie gemacht und mache ich immer noch nicht. Der Verdauung helfen meiner Meinung nach der Speichel, die Magensäure, Enzyme und weitere *Unterstützungsmittel* wie Gewürze, Aperitiv, Zitronen- oder Obstsaft ohne Eiswürfel, Rotwein, Kräuterschnaps, Spirituosen wie ein guter Cognac, Metaxa, Brandy, Whisky- usw., bittere Getränke wie Fernet-Branca, Averna, Ramazotti, Nussliquor, Campari, Bittertropfen oder Kräuterpräpate wie Thripala und Bertram-Tabletten. Ich kenne zwar auch viele Menschen, die nach dem Essen auf einen Spaziergang schwören, aber fast alle haben doch irgendwelche Verdauungsschwierigkeiten und nehmen irgendetwas Wirksames dagegen.

Wenn ich ein Fest besuche, bei dem es gute leckere Gerichte aus allen möglichen Regionen zum Essen gibt und dazu feine Weine und andere gute Getränke serviert werden, genieße ich dies sehr wohl, aber ich versuche nicht zu übertreiben, obwohl es ein-, zweimal im Jahr nicht klappt. Dann aber, am nächsten Tag, trinke ich mehr als einen Liter Kräutertee, esse ein paar Tage kein Fleisch und bitte meinen Körper um Entschuldigung.

Mir fehlt, seit mehr als dreißig Jahren, auf der linken und der rechten Seiten meines unteren Gebisses jeweils ein

Backenzahn. Bis vor etwa fünfzehn Jahren hatte ich ab und zu Entzündungen an den hinteren Backenzähnen, die durch verschiedene Reinigungen von Zahnärzten behandelt werden sollten. Als mir das alles zu anstrengend wurde, begann ich vor etwa zwölf Jahren, mir die Zähne nach jeder Mahlzeit zu putzen – statt wie von Ärzten empfohlen, dies nur zweimal täglich zu tun. Seitdem hatte ich keine weiteren Beschwerden.

Warum erzähle ich Ihnen von all dem, was mir persönlich widerfahren ist? Wenn ich auf all das gehört hätte, was mir Ärzte geraten haben, könnte ich heute entweder eine schwerkranke Person und möglicherweise ein Pflegefall oder schon tot sein. Diese Schutzmethoden haben mir meiner festen Überzeugung nach dabei geholfen, frei von ernsthaften, gefährlichen Krankheiten zu leben, und sie helfen mir immer noch sehr gut, obwohl ich manchmal Schnaps und andere Spirituosen genieße, schwer verdauliche Nahrung esse und sogar rauche, wenn ich etwas mehr Alkohol trinke.

Um all diesen Schutzmethoden zu folgen, brauchte ich zuerst das Wissen darüber und dann nur den Willen und die Zeit, meinem Wissen auch aktiv zu folgen.

Es ist gar nicht so kompliziert oder anstrengend, wenn man sich eins nach dem anderen als Angewohnheit einübt.

Als einfache Laien, die für ihren Lebensunterhalt arbeiten müssen, Familien, Freunden, Gesellschaften gegenüber Verantwortung tragen, können wir nicht jeden Geschmack oder jede Freude des Lebens stets vermeiden oder vergessen. Daher sollten wir bis zu einem gewissen Grad unser Leben genießen, weil die Geschmäcker oder die Freuden des Lebens nicht für immer unverändert bleiben. Wir werden mal krank, verlieren manchmal nicht nur geliebte Menschen oder geraten in Not, sondern verlieren auch unsere Geduld und Vernunft. Wir erleiden Missgeschicke oder Enttäuschungen und müssen schließlich ohnedies alles zurücklassen, was uns auf Erden begleitet hat, wenn wir sterben. Aber, um dieses Leben zu genießen, ist es wirklich wichtig, so viel wie möglich zu tun, um gesund zu sein und für den Fall, dass wir krank werden, vorzusorgen, damit wir uns so schnell wie möglich und ohne Komplikationen erholen.

Es geht dabei nicht nur um uns, sondern natürlich auch um die anderen Familienmitglieder, einschließlich unserer Kinder, Nachbarn und Freunde und deren Kinder und um die gesamte Gesellschaft. Dann geht es uns und unserem Land gut!

5. Den Körper schützen – durch Darmreinigung – entgiften – fasten

Um den Körper zu schützen, sollten wir zuerst sein Inneres sauber halten. Wie wir vorhin diskutiert haben, konsumieren wir heute recht viele Mittel, die unserer Gesundheit schadende Gift- und Schadstoffe enthalten, und nach meiner Meinung reicht es nicht mehr – wie noch vor einem halben Jahrhundert –, einmal im Jahr zu fasten oder eine Entgiftungskur zu machen. Um das Immunsystem zu stabilisieren, sollen die Gift- und Schadstoffe, die regelmäßig eingehen, auch wieder ausgeschieden werden. Wenn es gelingt, versuchen Sie die benötigten Präparate in Ihrem eigenen Land zu bekommen. Dazu gehören auch die Kräutertees, Kräutergetränke, Säfte und Gerichte. Lassen Sie sich von den Heilern, Kräuterfachleuten und Köchen Ihres Vertrauens beraten.

Die Vorteile der Körperreinigungsmethoden, wie die Darmreinigung, Entgiftung und Fasten, hemmen das Wachstum von Krebszellen und ermöglichen dem Immunsystem, seinen Soldaten eine Pause zu geben.

Dabei steht eine selbstverständliche Regel: Wir können nichts reinigen, wenn wir es gleichzeitig verschmutzen. Selbst der PC bittet darum, alle anderen Programme zu schließen, bevor er einen Scan durchführt. Daher ist es sehr wichtig, frei von schädlichen Lebensmitteln und Stress zu sein, wenn Sie eine Reinigung, eine Entgiftung oder eine Fastenzeit planen.

Selbstverständlich ist es auch, dass der Körper mit weniger Nahrung keine schwere Arbeit und die Anstrengungen vertragen kann. Jene, die schwere körperliche Arbeiten verrichten und Spätdienste machen, sollen deshalb daran denken, keine dieser Reinigungen durchzuführen, wenn sie arbeiten müssen.

Darmreinigung

Es ist wirklich unglaublich, was die Verdauungsorgane alles machen können! Es klingt vielleicht etwas komisch, aber es ist Ihnen sicher schon aufgefallen, dass unser Stuhlgang verschiedene Farben hat. Essen Sie mal genug Rote Beete. Urin und Stuhl werden dunkler oder röter. Auch die grüne Farbe von Grünblattgemüse wird von der Verdauung hinausgeschickt.

Obwohl verschiedene Unterstützungsmittel helfen, die Nahrung leichter zu verdauen und den Körper zu entgiften, reinigen sie die Gedärme nicht, die voll mit winzigen Darmzotten sind, und möglicherweise von Ablagerungen bedeckt sind. Deshalb ist es notwendig, sie mindestens drei- bis viermal im Jahr ordentlich zu reinigen.

Wer vorhat, eine Entgiftungskur durch Fasten oder mit weiteren Kräuterpräparaten zu machen, sollte zuerst mit einer *Darm-Reinigung* anfangen. Weshalb? Wenn die Gedärme nicht sauber sind, können beim Fasten einige von den Schadstoffen im Darm verbleiben und bei einer Entgiftungskur werden die Wirkstoffe der eingesetzten Mittel nicht richtig absorbiert werden, wenn die Darmzotten von Ablagerungen bedeckt sind.

Ich kann nur das Kräuterpulver namens »*Sukumara/ Sukumaram Churna*« erwähnen, das wirklich schadlos wirkt und nicht übel schmeckt.

Mit dem Pulver geht es so los: Sie wählen mindestens zwei Tage, an denen Sie sich mehr Ruhe zu Hause gönnen können. Am Tag davor vermeiden Sie Alkohol und Spätdienste. Vor dem Schlafengehen geben Sie einen halben Esslöffel voll von dem Pulver einem Becher mit warmem Wasser zu. Fügen Sie einen Teelöffel Zucker hinzu, rühren Sie gut um und trinken Sie den Becher aus.

Am nächsten Morgen gehen Sie ein paarmal auf die Toilette zum Entleeren. Trinken Sie ein Glas warmes Wasser und eventuell kommt es dann zu einer weiteren Entleerung. An diesem Tag sollen Sie lieber tierische Eiweiße, Öle, rohes Gemüse, gebratene oder kalte Speisen und Säurefrüchte, Alkohol, Nikotin, Kaffee und Cola-Getränke vermeiden. Zum Frühstück können Sie ein Dinkelbrötchen mit etwas Marmelade essen. Trinken Sie Kräutertee und lauwarmes Wasser. Gekochter Reis, Nudeln (ohne Butter/Öl) mit gekochtem Gemüse und leicht verdauliche Hülsenfrüchte (z.B. rote oder grüne Linsen) sind in dieser Phase als Hauptmahlzeiten gut geeignet. Am Abend nehmen Sie das Pulver wieder vor dem Schlafengehen. Ernähren Sie sich am nächsten Tag wie gerade empfohlen. Wenn es passt, wiederholen Sie alles ein drittes Mal. Die Wirkung der Reinigung ist optimal, wenn Sie sich nach der Reinigung für ein paar Tage weiter mit leichter Nahrung versorgen.

Übrigens: Obwohl das Pulver leicht und schadlos wirkt, sollten diejenigen, die unter zu niedrigem oder zu hohem Blutdruck leiden, Medikamente nehmen oder krank sind, bitte genau den Anweisungen des Verkäufers des Pulvers folgen oder ärztliche Unterstützung einholen.

Frauen, die gerade ihre Periode haben oder schwanger sind, dürfen *keine* Darmreinigung durchführen.

Entgiften

Die einfachste Methode, die uns von Krankheiten fernhalten kann, ist die Prävention. Früher wurde im Frühling eine Frühjahrskur mit einer Brennnesselsuppe oder einem Tee eingeleitet. Heutzutage gibt es eine Menge von Produkten auf dem Markt, die den Körper angeblich entgiften. Im Allgemeinen sollten Frauen eine Entgiftungskur jedenfalls erst nach ihrer Periode einplanen.

Wenn Sie vorhaben, einen solchen Kurs zu belegen oder sich alleine mit Ihrem Körper zu beschäftigen, stellen Sie sicher, dass Sie Ruhe haben werden und Ihr Domizil nicht zum Beispiel starkem Luftverkehr unterliegt. Wenn mehrere Flugzeuge täglich über das Gebiet fliegen, ist das nicht nur eine Lärmbelästigung, sondern auch die Luftqualität ist möglicherweise viel schlechter als in einer Stadt.

Einfache Anleitung zur Entgiftung für 14 Tage

- Wenn Sie sich für einen Entgiftungskurs entscheiden, kombinieren Sie dies direkt mit einer Darmreinigung, die drei oder vier Tage dauert. Dann brauchen Sie nur noch weitere zehn Tage.
- Vermeiden Sie alle Arten von Weizenmehlprodukten und tierischem Eiweiß, außerdem Ananas und übermäßig saure Lebensmittel, einschließlich aller Arten von schwerverdaulichen Lebensmitteln und frittierten Speisen. Eine Entgiftung wirkt noch effektiver, wenn das Essen ohne Öl und Fett zubereitet ist. Am bestens ist es, wenn Sie während Ihrer Fastenzeit nur zwei Mahlzeiten zu sich nehmen. Am besten zwischen zehn und elf Uhr vormittags für die erste Mahlzeit und die zweite zwischen fünf und sechs Uhr am Abend.
- Trinken Sie an den ersten zwei Tagen nüchtern ein Glas warmes Wasser.

- Bereiten Sie etwa einen Liter Tee aus der Teemischung (siehe weiter unten). Süßen Sie ihn mit Bienenhonig. Trinken Sie ihn vor dem Frühstück.
- Nach den ersten zwei Tagen trinken Sie nüchtern kein Wasser, sondern den Tee.
- Zum Frühstück empfiehlt sich eine Kombination aus Obst, Saft aus frischem Obst, Brot oder Brötchen, Kekse und Cookies aus Vollkorn-Dinkelmehl, Marmelade oder Müsli oder Haferflocken mit etwas Mandel- oder Reismilch.
- Trinken Sie über den Tag verteilt bis vor Sonnenuntergang einen weiteren Liter des Tees und bei Bedarf warmes Wasser.
- Die zweite Mahlzeit können Sie aus Gerichten mit Reis oder Nudeln, Suppen und aus Gemüsen, Linsen und Hülsenfrüchten kombinieren. Als Nachspeise können Sie süße Früchte oder ein paar Dinkelkekse genießen.
- Erst nach zwei Tagen trinken Sie nach jedem Essen eine kleine Tasse Warmwasser oder Tee gemischt mit ca. 20 bis 30 guten Bittertropfen. Es gibt ein paar Produkte ohne Alkohol, die in Kräuterdrogerien erhältlich sind.
- Wenn Sie den bitteren Geschmack gut vertragen, können Sie in einer Tasse heißen Wassers einen halben Teelöffel zerkleinerten Wermuts oder Mistelblätter zugeben. Lassen Sie die Mischung fünf Minuten ziehen und trinken Sie den Tee. In diesem Fall können Sie die Bittertropfen weglassen.
- Bei Sonnenuntergang sollten Sie das Getränk nicht mehr zu sich nehmen. Sonst wird der Schlaf unterbrochen, weil Sie immer wieder auf die Toilette müssen und eine Entgiftung ist erst perfekt, wenn Sie gut schlafen können.

Eine hervorragende *Teemischung zum Entgiften* möchte ich Ihnen empfehlen: Die Zutaten dürfen geschrotet oder gemahlen sein. Nehmen Sie 50 g trockene Brennnesselblätter, 50 g Koriandersamen, 50 g Fenchelsamen, 50 g getrocknete Petersilie *oder* 25 g Zitronenverbene, 25 g Salbeiblätter.

Wenn die Zutaten gemahlen sind, nehmen Sie einen Esslöffel des Teegemischs auf einen Liter kochenden Wassers und lassen Sie das Gemisch anschließend ca. fünf Minuten ziehen. Wenn die Zutaten geschrotet sind, nehmen Sie etwa 1 ½ Esslöffel des Teegemischs und lassen Sie es, nachdem Sie es in das kochende Wasser gemischt haben, ca. zehn Minuten ziehen. Um die beste Wirkung zu erzielen sollten Sie diesen Tee ohne Süßstoff trinken.

Einige weitere Tipps für Anwendungen

Sehr empfehlenswert ist es, wenn es möglich ist, während dieser Zeit sanfte Anwendungen mit Kräuterpackungen für Kopf, Füße, Bauch, Brust und Rücken zu bekommen, ca. dreimal Kräuterbäder zu nehmen und drei- bis viermal zu inhalieren.

- *Kräuterbad:* Bereiten Sie einen Sud aus drei Litern Wasser mit jeweils drei Esslöffeln (wenn gemahlen einen halben Esslöffel) geschroteten Koriandersamens, Wermutblätter, Mistel, Frauenmantel, Rosemarin und Schafgarbe zu. Ca. 20 Minuten aufkochen. Durchsieben und den Sud in die Badewanne eingießen. Mit ausreichend warmem Wasser genießen Sie für ca. 20 Minuten ein Bad. Trocknen Sie sich ab, ohne sich abzuduschen. Optimal ist dieses Bad etwa zwei Stunden vor dem Abendessen.

- *Zum Inhalieren: Mischung 1:* Nehmen Sie trockenen oder frischen Salbei, Thymian und Pfefferminze; jeweils zwei Teelöffel mit einem Liter Wasser kochen und anschließend ca. zehn Minuten inhalieren. Den Sud können Sie anschließend verdünnt mit Wasser und etwas Honig mischen und trinken.

Mischung 2: Einen Esslöffel feingehackten frischen Ingwers oder ein Teelöffel trockenes Pulver und zwei Esslöffel Koriandersamen mit einem Liter Wasser kochen und ca. zehn Minuten inhalieren. Den Sud als Tee gemischt mit etwas Honig trinken.

Fasten

Fasten bedeutet, eine bestimmte Zeit auf den Verzehr bestimmter sättigender schwer verdaulicher Nahrungsmittel zu verzichten. Dadurch bekommen Verdauungsorgane und Enzyme-Produzenten eine gute Pause, um sich zu entspannen und zu regenerieren.

Das Fasten kann jedoch sogar für die gesamten Systeme im Körper schädlich sein, wenn es keine Zeit für ausreichende Pausen davor und danach gibt, oder die Fastenkur im späteren Herbst durchgeführt wird. In dieser Jahreszeit versucht der Körper, sich auf die große Klimaänderung vorzubereiten – wie die Bäume, die in dieser Zeit die Farbe ihrer Blätter ändern und sie fallen lassen. Außerdem braucht der Körper in dieser Zeit mehr Nährstoffe, um sich warmzuhalten und verliert zudem eigene Feuchtigkeit wegen der oft trockenen Luft in Räumen. Im Frühling oder Anfang Herbst ist das Fasten wesentlich wirksamer, aber auch da sind Pausen miteinzuplanen.

Hinweis: Aus verschiedenen Gründen können viele von uns solche Reinigungen nicht regelmäßig durchführen. Wenn es nicht genügt, sie nur ein- oder zweimal im Jahr zu machen, dann ist es noch komplizierter. Selbst mir ist es zeitlich nicht immer möglich, mehr als die dreitägige Darmreinigung im Jahr durchzuführen. In diesem Fall ist es empfehlenswert, regelmäßig mehr vom Kräutertee zu trinken und andere Nahrungsergänzungsmittel einzunehmen, die den Körper unterstützen und reinigen. Darüber hinaus ist es in diesem Fall gut, einfach zumindest ein- bis zweimal in der Woche schwer verdauliches Essen und Alkohol zu vermeiden.

Weitere allgemeine Tipps, um Ihren Körper zu schützen

- Sollten Sie, zum Beispiel, weil Sie eingeladen sind, einer *Mahlzeit mit viel Eiweiß, Fett und Zucker* nicht ausweichen können, trinken Sie wie weiter vorne empfohlen, einen Aperitiv vor dem Essen und nach dem Essen einen guten Kräuterschnaps, Nuss-Likör, Campari, Ramazotti, Averna oder Magenbitter wie Fernet Branca. Damit wird das schwere Essen leichter verdaut. Wenn Sie keinen Alkohol trinken, genehmigen Sie sich etwas Zitronensaft oder ein Kräutergetränk vor oder zu dem Essen und nach dem Essen etwas Bitteres. Ein Glas Rotwein tut der Verdauung ebenfalls gut.
- Cognac mit Ginger Ale war und ist ja wohl bekannt. Ginger alias *Ingwer* kann Alkoholstärke hinunterdrücken. An den Tagen, an denen Sie Alkohol nicht vermeiden können oder wollen, bereiten Sie sich eine Tasse Ingwertee aus einem Teelöffel fein gehackten Ingwers mit heißem Wasser zu. Durchsieben und etwas Honig hinzufügen und trinken. Eine Scheibe Brot oder ein halbes Brötchen dazu essen, ist sehr empfehlenswert. Dies vermeidet, dass die Magenschleimhaut Schaden nimmt. Oder Sie fügen dem Tee zwei Esslöffel Joghurt zu und trinken Sie ihn. Sie brauchen kein Brot dazu. Während des Trinkens ist das Kauen von frischen Ingwerscheiben, die in Honig getaucht sind, ebenfalls eine gute Alternative.
- Mit *Alkohol* sollten wir generell vorsichtig umgehen. Falls Sie dennoch einmal unbedingt ausgiebig feiern wollen, bereiten Sie sich zuvor ein Getränk aus Joghurt

mit etwas Ingwer oder Salbei, das lindert den Schaden der Magenschleimhaut. Manche bekommen einen Kater oder Kopfschmerzen am nächsten Tag und ich habe oft erlebt, dass sie dann einfach ein Aspirin, oft sogar mit Cola einnahmen. Reines Harakiri ist das, würde ich dazu sagen! Lieber trinken Sie ein großes Glas frischgepressten Orangensafts, gemischt mit Zitronensaft, etwas Ingwer oder Salbei und Zucker oder etwas Honig. Salbeitee mit Lemon tut auch gut.

- Wenn Sie ein Baby haben, dann lassen Sie den Säugling ab und zu *auf dem warmen Boden liegen*, wenn er wach ist. Am bestens in den Morgenstunden mindestens etwa eine halbe bis zu einer Stunde auf einem Baumwolltuch. Wenn ein Säugling beginnt, zuerst den Kopf zu drehen, so fangen auch sein Becken und seine Schulterblätter an, sich zu richten. Am harten, festen Boden sinkt das Baby beim Drehen nicht ein wie bei einem weichen Bettchen. Dies hilft dem Kind, eine gesunde stabile Körperstruktur mit problemlos wachsender Wirbelsäule, problemlos wachsendem Rückenmark und gut geformtem Kopfschädel zu bekommen.

- Schöne *Zähne* wollen wir alle haben. Die Zahnhygiene hängt nicht unbedingt von Zahnbürsten oder Zahnpasten ab, sondern davon, wann Sie die Zähne putzen. Die Zähne können Sie auch mit dem Zeigefinger mit einer Paste zubereitet aus trockenen gemahlenen *Salbei*blättern (ein Esslöffel), *Zimt*pulver, *Nelken*pulver (jeweils ein halber Teelöffel) und *Sonnenblumenöl* sehr gut putzen. Diese unterstützt sogar das Zahnfleisch, weil die Finger es gleichzeitig massieren und die Durchblutung fördern. Putzen Sie Ihre Zähne möglichst gleich nach jedem Essen. Je länger die Nahrungsreste auf und zwischen den Zähnen bleiben, desto mehr werden Bakterien aktiv und greifen das Zahnfleisch an. Manche finden es unmöglich, eine Zahnbürste zum Arbeitsplatz mitzunehmen. Aber sie haben oft sonst alles dabei z.B. Zigaretten, Kaugummis, Make-up, Lippenstifte, Feuerzeuge usw. Wer regelmäßig nach dem Essen Zähne putzt, hat selten Mundgeruch.

- Viele von uns sind kleine Naschkatzen. Meinen Forschung zufolge hat sich der tägliche Konsum von *zuckerreichen Getränken, Schokolade und anderen Süßigkeiten* bei Kindern stark erhöht. Versuchen Sie, Ihre Kinder nicht an Süßes zu gewöhnen, denn die Verdauungsorgane von Kindern sind für solche, oft schwer verdauliche, Nahrung ausgelegt. Wenn Sie Ihrem Kind etwas Süßes geben, dann am besten als Nachspeise, nicht zu jeder Zeit am Tag, sodass es als bewusst verzehrtes Nahrungsmittel wahrgenommen wird. Es empfiehlt sich außerdem, am späteren Abend keine Kaltspeisen zu verabreichen.

- Auch wenn nicht jeder von uns der beste Handwerker, der talentierteste Sportler, die ausdauerndste Bergsteigerin oder die begabteste Klavierspielerin werden kann, ist es wichtig, dass wir etwas für uns selbst tun, was uns Freude macht, was aber auch unser Körper uns erlaubt oder was zu uns passt. Unsere *Leidenschaften* sollten jedenfalls nicht dazu führen, dass sie uns am Ende noch krankmachen, weil wir es übertreiben.

- Viele Menschen leiden unter *Blasenschwäche*. Nur Slipeinlagen zu verwenden, beseitigt die Beschwerde nicht! Blasenschwäche hängt oft von der Haltung des Körpers und teilweise von der Ernährung ab. Es kann auch helfen, wenn man den Oberkörper stärkt, weil dies eine abgesunkene Blase wieder hochheben kann.

- Vermeiden Sie möglichst die *schweren Mahlzeiten* kurz vor dem Schlafengehen. Schlafen Sie genug. Versuchen Sie mehr Ruhe- und Entspannungsphasen einzuplanen, anstatt unnötigen Stress zu haben.

6. Was Sie ganz einfach für sich tun können!

Oft streben wir danach, die genaue Mengen an Zutaten bei der Zubereitung von Tees, Säften oder anderen Getränken zu wissen. Doch das ist keine exakte Wissenschaft! Wer gerne zu Hause selbst Mischungen zubereitet, ist beraten: Testen Sie den Geschmack und die Stärke selbst! Fühlen Sie die Effekte, auch wenn Sie bei allen Zubereitungen, wie z.B. Fruchtsäften, nicht immer einen signifikanten Effekt spüren. Sie werden viel selbst dabei lernen, und werden dadurch selbstbewusster und unabhängiger. Probieren und erfahren Sie, was Ihnen guttut!

Wenn Sie die empfohlenen Teemischungen zu stark finden, fügen Sie etwas mehr Wasser hinzu. Wenn der Tee zu mild ist, geben Sie etwas mehr der Teesorten dazu. Wenn er schon scharf wirkt, geben Sie etwas Zucker oder Honig dazu. Angeblich ist Rohzucker gesünder als Weißzucker. Kräutertees sollten mit Bienenhonig oder Rohzucker gesüßt werden, um mögliche schädliche Schärfe zu vermeiden. Bei der Zubereitung der Tees können Sie einen Teelöffel des Tees in einen Becher (ca. 200 ml) kochenden Wassers geben und ihn dann drei bis fünf Minuten ziehen lassen.

Tipps für die Zubereitung von Tee

- Um zu vermeiden, dass ein Tee aus getrockneten Blättern eine stark dunkle Farbe bekommt, lassen Sie das kochende Wasser etwa zwei Minuten stehen und fügen erst dann die Teemischung hinzu.
- Teesorten, die sich aus Mischungen von z.B: getrockneten grob geschnittenen Wurzeln und Rinden zusammensetzen, sollen etwa 15 bis 20 Minuten gekocht werden.

- Um das Maximum der Wirkstoffe der frischen Kräuter aus dem Garten zu gewinnen, schneiden Sie sie vor der Zubereitung in möglichst kleine Stücke.
- Von dem Teegetränk können Sie pro Tag mindestens zwei Tassen trinken.
- Zur Vorbeugung gegen Erkältungen, Grippe und anderen Infektionskrankheiten rate ich, etwa drei Wochen vor Beginn des Frühlings und des Herbstes drei bis fünf Tassen pro Tag zu trinken.
- Es ist übrigens auch besser, wenn Sie die gelagerten Teesorten nicht dem Sonnenlicht aussetzen, da dies die Farben und die Wirkung der Tees beeinträchtigen kann.

Ich wünsche mir, dass diese Zusammenstellungen ohne Schadstoffe Ihnen dabei behilflich sein können, um Sie vor Krankheiten zu schützen!

Wunderbare Rezepte für Teemischungen

- *Teemischung 1:*
  Die Zutaten sollten gemahlen sein.
  Zutaten: 400 g Koriander, 10 g langer Pfeffer, 50 g Ingwer, 20 g Fenchelsamen, 20 g Kümmel, 10 g Kreuzkümmel, 10 g Bertrampulver, 20 g Brennnesselblätter, 20 g Süßholzwurzel, 2 g Angelikawurzel, 2 g Nelken, 2 g Zimt, 2 g Kardamom, 2 g Kurkuma, 20 g Thymian, 2 g Muskatnusspulver
  Die Zutaten gut zusammen mischen und in einer Dose oder Flasche aufbewahren.
  Zubereitung: Einen Esslöffel Tee in einen Liter gekochtes Wasser zugeben und ca. fünf Minuten ziehen lassen.
- *Teemischung 2:*
  Die Zutaten sollten gemahlen sein.
  Zutaten: 50 g Brennnesselblätter, 50 g Thymian, 100 g Pfefferminze, 100 g Salbei, 50 g Zitronenverbe-

ne, 50 g Petersilie, 100 g Fenchelsamen, 20 g Kreuzkümmel, 10 g Angelikawurzel, 20 g Bertrampulver
Die Zutaten gut zusammenmischen und in eine Dose
oder einer Flasche aufbewahren.
Einen Esslöffel Tee in einem Liter gekochten Wassers
zugeben und ca. fünf Minuten ziehen lassen.

Diese beiden Tees unterstützen die Verdauungs- und Atemorganen sowie das Blutkreislauf- und das Immunsystem.

- *Teemischung 3*
  Die Zutaten sollten gemahlen sein.
  Zutaten: 50 g Zitronenverbenen, 50 g Koriandersamen,
  50 g Fenchelsamen
  All die Zutaten zusammen mischen und in einer Dose
  oder Flasche aufbewahren.
  Zubereitung: Einen Esslöffel Tee einem Liter gekochten
  Wassers zugeben und ca. fünf Minuten ziehen lassen.
  Unterstützt die Blase und die Nieren. Hilft bei Blasen-
  und Nierenbeschwerden.
- *Kräuteraperitiv:*
  Für die Mischung brauchen Sie 50 g gemahlenen Senf
  und 50 g Kümmelpulver.
  Zubereitung: Einen Teelöffel der Mischung beider Zutaten einer Tasse (ca. 100 ml) heißen Wassers hinzufügen. Ca. fünf Minuten ziehen lassen. Einen Teelöffel
  Rohzucker oder Honig mit dem Saft einer halben Zitrone zusammenrühren und vor oder gleich nach dem
  Essen trinken.
  Besonders gut für Menschen, die kein rohes Gemüse
  vertragen oder an Blähungen leiden. Wer die Zubereitung mühsam findet, kann die Menge für eine Flasche
  auf einmal zubereiten und diese in den Kühlschrank
  stellen. Gießen Sie etwas heißes Wasser vor dem Trinken auf, damit das Getränk warm wird.

- **Früchte-Kräuter-Mus: Kraftgeber**
  Zutaten: 250 g Datteln, 250 g trockene Feigen, 250 g Rosinen, 100 g geriebene Mandeln, jeweils zwei Teelöffel gemahlenen Koriander Ingwers, Kreuzkümmels, Kümmels, Fenchels, Bertram-Pulvers, 100 g *Ashwagandhapulver**, jeweils einen halben Teelöffel Zimt, Muskatnuss, Kurkuma, Nelken, Kardamom, ca. 300 ml Bio-Sonnenblumenöl oder 300 g Butterschmalz, 200 g Rohrzucker
  *Ashwagandha – Bio-Ashwagandapulver können Sie bei Internetanbietern oder bei Kräuterdrogerien bestellen.
  Zubereitung: Alle Zutaten in eine Schüssel geben und gut pürieren. Wenn die Mischung zu fest ist, geben Sie noch etwas Öl oder aufgewärmtes Bio-Butterschmalz hinzu. Die Konsistenz soll nicht allzu fest oder cremig sein.
  Einnahme: Einen Teelöffel nach dem Frühstück und Abendessen mit einem Schluck Mandelmilch oder mit anderer Milch.
  Als Alternative zum Frühstück können Sie einen Teelöffel von dem Mus mit drei Esslöffeln Ihres Lieblingsjoghurts mit warmem Wasser als Joghurtgetränk mixen und trinken. Sie können auch etwas Obstsaft hinzufügen.
- *Ein Tagesgetränk für den Sommer:* Jeweils einen Esslöffel fein gehackten frischen Salbeis und Pfefferminze mit einem Liter kochenden Wasser ca. zehn Minuten ziehen lassen. Wenn der Tee abgekühlt ist, den Saft einer Zitrone und einen Teelöffel Bienenhonig oder zwei Teelöffel Rohrzucker hinzufügen und in den Kühlschrank stellen. Zu diesem Getränk füge ich gelegentlich ein oder zwei frische Zweige Rosmarin und Majoran oder Petersilie und Liebstöckel oder Basilikum und Salbei oder manchmal etwas Fenchel, Kreuzkümmel oder Koriandersamen hinzu. Schließlich geht es um die eigene Geschmackprä-

ferenz. Egal welche Kräuter oder Gewürz Sie hinzufügen, die Wirkung wirde dem Körper guttun. Man kann auch einen Teil dieses Getränks zum Beispiel mit einem Holundersaft kombinieren.

- *Eine Teemischung für Raucher:*
Zutaten: Jeweils 50 g aus gemahlenem Ingwer, Koriander, Salbei und Fenchel
Mischen Sie alle Zutaten zusammen und bewahren Sie diese in einer Dose oder Flasche auf.
Zubereitung: Die Zubereitung folgt jenen der anderen Tee-Rezepte. Täglich mindestens zwei Tassen trinken. Der Tee hilft, die »Rauchstimme« zu verbessern und unterstützt die Lungen und Bronchien.

7. Den Körper heilen – und ihm Zeit geben

Eine klare und schnelle Diagnose oder einen eindeutigen Befund zu bekommen, ist der erste Schritt auf dem Weg, der uns hilft, eine Krankheit oder Beschwerde schnell unter Kontrolle zu bringen. Je länger die reine Behandlung von Symptomen durch Beruhigungsmittel erfolgt oder je zeitintensiver ausgedehnte Tests und Untersuchungen sind, desto komplizierter wird die Genesung einer Krankheit oder Beschwerde.

Ein wirksames Heilmittel, passende Therapien mit der besten Pflege, leicht verdauliche Nahrung und Ruhe bringen meiner Erfahrung nach die ergiebigste und schnellste Erholung. Es ist eine bewiesene Tatsache, dass die gutaussehende, schlanke Figur oder ausgeprägte Muskeln nichts bedeuten, wenn die inneren Systeme im Körper durcheinandergeraten sind, was aus verschiedenen Gründen und Einflüssen passieren kann, die ich bereits erwähnt habe. Deshalb ist es sinnvoller, mehr die Funktionen des inneren Körpers zu unterstützen, um sie in Ordnung zu halten, als ihn von außen schön zu halten oder zu verwöhnen.

Die häufigsten Erkrankungen sind Folgen falscher Ernährung und ungesunder Lebensweise, die auf Unwissenheit, Unvernunft oder mangelnde Selbstdisziplin zurückzuführen sind. Nur wenn wir dies ändern können, können wir gesund leben. Wer all diese grundlegenden Dinge beachtet, kann sich auch mit der so wichtigen Geradheit des Körpers sinnvoll auseinandersetzen.

Einfache Regeln, die der Gesundheit dienen

Vieles in unserem Leben, das auf die Gesundheit Einfluss hat, haben wir selbst in der Hand! Und wieder sind es einfache Regeln, die hier helfen:

- Sobald sich eine Krankheit (egal welche) sich ankündigt, vermeiden Sie schwer verdauliche Nahrung. Eintöpfe mit Gemüse, Getreide und Hülsenfrüchte, Reis oder Nudelgerichte. Suppen aus Fisch und Hühnerfleisch, und Gebäckwaren aus Dinkelmehl sind ideal.
- Vermeiden Sie Kaffee, Rauchen und Alkohol.
- Trinken Sie täglich gute Kräutertees – 1 bis 1 ½ Liter.
- Halten Sie sich warm.
- Verzichten Sie auf Alkohol, wenn Sie Schmerzmittel einnehmen, dies kann dem Körper schaden.
- Bei einer Erkältung ist es ratsam, allerlei kalte Getränke und Speisen, wasserreiche und schleimbildende Nahrungsmittel wie Melonen, Gurken, Tomaten, Papaya, Avocado, Weintrauben, Banane, Grapefruit, Butter, Joghurt, Kuhmilchprodukte, zuckerreiche Nahrung, Meeresfrüchte, Thunfisch und fettreiche Fleisch- und Fischgerichte zu vermeiden. Anstatt Schinken und Käse ist es besser, zumindest bis die Erkältung vorbei ist, schwerverdauliche fettreiche tierische Produkte zu vermeiden.

Zum Frühstück empfiehlt sich Dinkelbrot mit Marmelade oder Honig, etwas Ziegenmilch, Reis- oder Mandelmilch mit Dinkel oder Haferflocken und passender Tee. Zum Mittag- und Abendessen kochen Sie eine Suppe aus Gemüse, Linsen, Fisch oder Hühnerfleisch, warme Gerichte mit Gemüse, Hühner- oder Putenfleisch, Fisch mit Reis oder Nudeln passen sehr gut. Gute Salbei-, Pfefferminz-, Thymian-Tees oder eine Teemischung aus diesen drei Kräutern mit etwas Honig ist empfehlenswert. Wer scharfen Geschmack vertragen kann, kann Ingwer, Koriander, Süßholzwurzel und Fenchel-Teemischungen verwenden.

Ein wesentlicher Punkt ist die *Geduld*. Ich habe oft erlebt, dass Menschen, wenn es ihnen nach ein paar Behandlungen bessergeht, damit aufhören und sie die Vorsichtsmaßnahmen vergessen. So werden einige schädliche Angreifer, die nicht niedergeschlagen worden sind, im späteren Zeitpunkt den Körper erneut angreifen.

Darüber hinaus gibt es diejenigen, die mit den Behandlungen beginnen und obwohl der Heilungsprozess voranschreitet, aufgrund ihrer Ungeduld immer wieder ihre Behandlungen wechseln. Am Ende ist das Immunsystem verwirrt und irregeführt. Dies sollte vermieden werden.

Es ist wichtig, dem Körper Zeit zu geben, den Heilungsprozess abzuschließen und zu warten, bis er sich vollständig erholt hat. *Heilung braucht nun mal Zeit!*

Die schnellsten Indikatoren für den Zustand des inneren Körpers sind die Zunge und die Haut. Auffälligkeiten der Fingernägel oder Wadenkrämpfe weisen ebenfalls oft auf Mangelerscheinungen hin. Juckende oder ungewöhnlich trockene Augen oder Druck oder Schatten in den Augen können den Zustand der Nieren und der Blase oder den Cholesterinspiegel erklären. Steifheit oder Schmerzen an den Händen und Füßen können auf erhöhten Harnsäurespiegel und eine zunehmende Arthritis, Rheuma oder Gichtkrankheit hinweisen. Einseitige Schmerzen, Ziehen oder Druck im Kopf können einen Schlaganfall oder eine Gefahr der Lähmung sein oder auf den Beginn einer Beschwerde im Nacken-, Schulterbereich oder an der Wirbelsäule hindeuten. Die Haut mit vermehrten Pickeln, Akne, Bläschen, Leberflecken oder weiteren Verhärtungen oder Ablagerungen wie Lipomen, Abszessen oder Warzen können zeigen, dass die Gedärme, Leber und Nieren überfordert und müde sind.

Abgesehen von Unfällen, Geburtsfehlern oder anderen offensichtlichen Ursachen ist eine unvorstellbar häufige Ursache für viele dieser Krankheiten, einschließlich Verspannungen in den Muskeln oder Schmerzen in den Gelenken, mit einer schiefen Haltung im Körper verbunden!

In zwei abschließenden Kapiteln beschreibe ich detailliert über die Asymmetrie der Körper und ihrer schädlichen Wirkung sowie die zuverlässigen Methoden ihrer Korrektur.

Verschiedene Anwendungen

Es gibt außerdem einiges, was Sie bei vielen Krankheiten tun und ausprobieren können:

- *Petersilie* als Tee ist ein sehr guter Nieren- und Blasenreiniger. Einen Esslöffel fein gehackter frischer Petersilie mit ca. 200 ml kochendem Wasser ca. zehn Minuten ziehen lassen. Bei Erkrankungen an Nierensteinen empfiehlt es sich, täglich drei Becher, das erste nüchtern, die andere zwei vor dem Mittag- und Abendessen zu trinken, ca. sieben Tage lang.
- Natürliches *Aloe-Vera-Gel*, das Sie in Kräuterdrogerien oder Ayurveda-Shops erhalten können, helfen auch dem Körper sehr gut zu entgiften. Zwei Teelöffel Aloe Vera Gel, eine Messerspitze gemahlenes *Kurkuma* (Gelbwurzel), ein Teelöffel *Bienenhonig* mit *Mandelmilch* gut zu-

sammengerührt, vor dem Frühstück trinken. Gut gegen entzündliche Magen-Darmbeschwerden.

- Im kalten Winter die Gelenke und Muskulatur mit etwas *Massageöl* einzureiben und anschließend ein warmes Bad zu nehmen oder ein *Dampfbad* zu besuchen, lindert Muskelverspannungen und Knochengelenksbeschwerden und dient gut als Vorbeugung.

- Ein Schüssel *Wasser* im Schlafzimmer beseitigt die trockene Luft während des Schlafens und dies unterstützt die Haut und Schleimhaut der Nase.

- Wer an erhöhtem Cholesterin und Blutdruck leidet, mischt zwei Teelöffel *Schwarzkümmelöl* mit Warmwasser oder nimmt etwas Orangensaft auf nüchternen Magen ein. Das Öl wirkt gegen Pilzerkrankungen und entfernt schädliche Harnsäure vom Körper. Nehmen Sie diese Mischung zwei bis drei Wochen ein.

- Wenn Sie jeweils eine geschälte *Knoblauchzehe* in beide Achselhöhlen legen und diese geschlossen halten, hat man gewöhnlich innerhalb einer halben Stunde Fieber, das nach der Entfernung der Knoblauchzehen eine weitere Stunde bleiben kann. Möglicherweise werden dadurch die Lymphknoten aktiver. So ist die Wirkung von Knoblauch. Probieren Sie dies mal aus!

- Geschälter *Knoblauch*, geröstet im Backrohr und anschließend eingelegt in 500 g Bienenhonig mit einem Teelöffel *Zimt* gemischt, ist auch ein gutes Mittel, um zu hohe Cholesterinwerte zu senken (drei bis vier Wochen). Essen Sie dazu zweimal täglich drei bis vier Zehen nach dem Essen. Dieses Mittel wirkt auch als Vorbeugung gegen zu hohe Cholesterinwerte, wenn es regelmäßig genommen wird.

- *Bockshornkleesamen* enthalten viele Mineralstoffe und einige wichtige Vitamine. Sie sind in vielen asiatischen Haarpflegeprodukten enthalten. Wer an Schuppenflechte leidet, kann dieses Mittel dagegen ausprobieren.

Zutaten: Jeweils zwei Esslöffel geschroteter Brennnessel- und Birkenblätter, Bockshornkleesamen ganz und einen Teelöffel gemahlenes Kurkuma, zwei Zitronen (halbiert), ein Liter Wasser.

Zubereitung und Anwendung: Kochen Sie die Zutaten in einem Topf bei mittlerer Hitze etwa eine halbe Stunde. Danach abseihen und abkühlen lassen. Die Flüssigkeit mit den Fingerspitzen sanft auf die ganze Kopfhaut auftragen und ca. fünf Minuten einmassieren. Nach etwa einer Stunde abspülen. Setzen Sie dies täglich fort, bis die Kopfhaut verheilt ist.

Die gleichen Zutaten, können Sie, wenn sie gemahlen sind, mit 500 g Aloe-Vera-Gel mischen und anwenden. Ansonsten gelten die gleichen Anweisungen.

- *Bienenhonig:* Neben den bekanntesten Gewürzen und Heilkräutern steht Bienenhonig seit Beginn der Zivilisation als reinstes Lebensmittel an höchster Stelle und gilt als ein hervorragendes Vorbeugungsmittel und hochwirksames Heilmittel.

Innerlich wirkt es gegen alle Arten von Entzündungen, wenn es mit etwas lauwarmem Wasser aufgenommen wird. Für die Ayurveda-Gäste, die während des Kurses abnehmen möchten, wird ein Glas warmes Wasser mit einem Teelöffel Honig und zwei Teelöffeln Zitronensaft serviert, das sie nüchtern trinken. Dies hilft, die Fettablagerungen im Körper zu entfernen. Das gleiche Getränk hilft gut, um hohes Cholesterin im Blut zu reduzieren, wenn es regelmäßig drei bis vier Wochen lang zweimal täglich, nüchtern und vor dem Schlafengehen, genommen wird.

Ein starker *Salbei-* oder *Ingwer*tee gemischt mit einem Teelöffel Bienenhonig lindert Husten schnell. Äußerlich wird Bienenhonig bei Hautentzündungen, Verbrennungen und Wunden eingesetzt.

- *Die Räucherlampe:* Mischen Sie trockene, geschrotete *Brennnesselblätter, Mistel* und *Wermut* – jeweils einen Esslöffel im gleichen Mengenverhältnis. Falls Sie den Duft unerträglich finden, fügen Sie etwas trockenen *Rosmarin, Lavendel* oder trockene Stücke *Orangen* oder *Zitronenblätter* oder -schale hinzu.

Im Schlafzimmer stellen Sie die Räucherlampe etwa zwei Stunden vor dem Schlafengehen auf und blasen die Teelichter vor dem Schlafen aus. Besonders im Herbst und durch den Winter hilft sie, die Krankheitserreger wegzujagen oder zu schwächen.

Nützliche Kräuterpackungen

Genauso wie die Haut schädliche Stoffe durch Jucken, Kratzen oder Ausschläge ablehnt, nimmt sie auch wirksame Substanzen auf. Wir tragen Balsam auf, wenn nach einem Schlag oder einem Unfall eine Beule oder eine Schwellung auftritt, um sie loszuwerden. Hauptsächlich verbessert der Balsam die Durchblutung und unterstützt eine schnelle Heilung. Kräuterpasten oder -packungen unterstützen das Körpergewebe auch vorbeugend hervorragend.

Ölpackungen können drei- bis fünfmal wiederverwendet werden und es ist nicht notwendig, sie im Kühlschrank aufzubewahren. Fügen Sie nach jeder Anwendung erneut etwas Öl hinzu und bewahren sie die Packung einfach in einem geschlossenen Behältnis auf. Wenn sie gut verschlossen aufbewahrt werden, können Packungen sogar nach einigen Monaten wiederverwendet werden. Bei akuten Beschwerden sollten Sie diese über Nacht anwenden. Für die beste Wirkung erhitzen Sie die Ölpackungen in einer Pfanne zehn bis fünfzehn Minuten auf der niedrigsten Temperatur. Die Packungen, die mit Öl zubereitet werden, sollten mit Plastikfolie umwickelt werden, damit die Hitze der Packung länger anhält. Wickeln Sie die Verpackung erneut mit einem Tuch ein, um zu verhindern, dass das auslaufende Öl Wäsche, Sofa, Couch oder Bett verschmutzt.

Die Packungen können auch mit Wasser hergestellt werden, aber dann sind sie normalerweise nicht länger als drei Tage haltbar, auch im Kühlschrank. Darüber hinaus erwärmen die mit Wasser zubereiteten viel Ingwer enthaltenden Packungen die Haut schnell. Lassen Sie sie daher nicht länger als eine Stunde auf der Haut. Wenn die Hitze unerträglich ist, entfernen Sie sie jederzeit.

- *Packung 1*: Hilft, um allgemeine Knochen-, Muskulatur- und Gelenksschmerzen zu lindern oder eventuell zu heilen. Sie wärmt das Gewebe, fördert die Durchblutung und wirkt sehr effektiv.
  Zutaten: *Ingwer* gemahlen (700 g), *Bockshornkleesamen* gemahlen (300 g), gutes *Sonnenblumenöl* (ca. 500 ml)
  Zubereitung: Mischen Sie zuerst die Gewürze gut und bereiten Sie einen festen Teig wie einen Brotteig mit dem Öl vor. Um zu vermeiden, dass der Teig zu flüssig wird, fügen Sie das Öl erst nach und nach hinzu, bis die Konsistenz stimmt.
  Einfacher ist die Anwendung, wenn die Packung in einem dünnen Baumwolltuch als Umschlag (etwa einen Zentimeter dick) auf das betroffene Gebiet aufgelegt wird. Nach einer Stunde können Sie die Packung entfernen, sie aber für zwei bis drei weitere Nutzungen aufbewahren. Unter Zimmertemperatur oder leicht aufgewärmt auf der niedrigsten Temperatur ist die Anwendung besonders empfehlenswert. Den Teig können Sie auch direkt auf der Haut auflegen. Sie können den Ingwer durch gemahlene Petersilie ersetzen und fast den gleichen Erfolg erzielen.

- *Packung 2:* Diese Packung ist bei vielen Hauterkrankungen sehr effektiv, wenn man mit der Nahrung ebenfalls vorsichtig umgeht.

  Zutaten: 500 g gemahlene *Neemblätter* oder *Wermutblätter*, 100 g *Kurkuma*

  Zubereitung: Mischen Sie zuerst die zwei Bestandteile gut zusammen und bereiten Sie dann einen dickflüssigen Teig mit genügend Wasser vor. Mit einem Pinsel tragen Sie diesen dann auf dem betroffenen Bereich auf, lassen ihn ca. 45 bis 60 Minuten einwirken und spülen ihn anschließend mit Wasser ab. Den Rest des Teiges können Sie im Kühlschrank aufbewahren und innerhalb von drei bis vier Tagen wiederverwenden.

  Diese Packung kann auch anstatt mit Wasser mit ausreichend Aloe-Vera-Gel gemischt und angewendet werden. Die Packung trocknet schnell und deshalb braucht man sich nicht mit Frischhaltefolie zuzudecken.

- *Packung 3:* Diese Packung hilft bei inneren Körperstörungen wie ständigen Krämpfen oder Schmerzen im Brust- und Bauchbereich.

  Zutaten: 500 g gemahlene *Neemblätter* oder *Wermutblätter*, 100 g gemahlenes *Kurkuma*, 300 g *Kokosraspeln* und ausreichend *Sonnenblumenöl*

  Zubereitung: Alle Zutaten zuerst ohne das Öl gut mischen und dann mit dem Öl einen festen Teig zubereiten. Als Vorbeugung ist diese Packung mindestens einmal monatlich als Bauchpackung empfehlenswert.

- *Packung 4:* Diese Fußpackung hilft bei Schlaflosigkeit, Krampfadern, Rückenverspannungen und Nervenschwäche.

  Zutaten: Jeweils zwei Esslöffel gemahlenen *Ingwers*, *Wermuts*, gemahlener *Schafgarbe* und jeweils einen Esslöffel gemahlene *Brennnessel*, *Bockshornkleesamen* und ausreichend *Sonnenblumenöl*

Zubereitung: Alle Zutaten ohne Öl gut mischen und dann mit dem Öl einen festen Teig zubereiten. Bedecken Sie Ihre Fußsohlen mit einer ausreichenden Menge der Packung. Lassen Sie die Packung mindestens eine Stunde im Liegen einwirken. Bei Beschwerden können Sie sie über Nacht anwenden.

- Eine *Gesichtsmaske* aus natürlichen Zutaten unterstützt sehr gut das unterernährte Gewebe, das Faltengeflecht, im Gesicht.

Zutaten: Das Eiweiß von einem Ei, ein Teelöffel Quendelpulver, einhalben Teelöffel Kurkumapulver, ein Teelöffel Zitronensaft, ein Teelöffel Bienenhonig.

Zubereitung: Schlagen Sie das Eiweiß zusammen mit dem Rest der Zutaten gut zusammen, bis die Masse eine schaumige Konsistenz annimmt. Danach tragen Sie die Maske sanft über das gewaschene und getrocknete Gesicht und den Hals auf und lassen sie gut antrocknen. Nach etwa zwanzig Minuten spülen Sie die Maske ab.

Das Eiweiß können Sie auch durch zwei Esslöffel Aloe-Vera-Gel oder zwei Esslöffel cremig geschlagener Avocado oder zwei Esslöffel cremig geschlagener Gurken ersetzen. Den Rest stellen Sie einfach in den Kühlschrank. Einmal die Woche angewendet, kann die Maske als Vorbeugung gegen Alterungserscheinungen aufgetragen werden.

Ich möchte Ihnen jedenfalls an dieser Stelle in Erinnerung rufen, dass es ausgezeichnete heimische Produkte gibt, die für alle gesundheitliche Zwecke bestens geeignet sind. Ich habe sehr gute Erfahrungen mit Hildegard-von-Bingen-Produkten gemacht – besonders mit Wasserlinsen-Elixier, das die Verdauungsorgane unterstützt, Bachbungen-Tropfen gegen Krampfadern und Bittertropfen. Es gibt zahlreiche Kräutergetränke, die den Körper reinigen, entgiften und unterstützen können. Die berühmten Schrotkuren, Moor-kuren, Dungl-Methoden und Heubäder in Deutschland und Österreich erfüllten auch diese Zwecke.

8. Fühlen Sie sich wohl!

Wenn Sie es schaffen, zumindest einige der Regeln, Schutz-maßnahmen und Reinigungsempfehlungen einzuhalten, die bisher erläutert wurden, sollten Sie sich jedenfalls wohler fühlen. »Eine harmonisierende saubere Umgebung unter-stützt die Gesundheit«, erklärt die alte Lehre. Es lohnt sich zu versuchen, den Körper zu reinigen, schädliche Dinge, die durch Nahrung, Medikamente oder unzählige Aktivitäten, aus der Umwelt auf uns einwirken, von uns fernzuhalten und uns auf unsere persönlichen Qualitäten zu konzentrieren.

Damit wir uns richtig wohlfühlen, sollen wir die gesam-te Umgebung unseres Lebens, alle Einflüsse, die auf uns wir-ken, besser verstehen. Das »Gute« und das »Böse« umgibt uns und wir müssen erkennen, wie es unser Leben bestimmt.

Das »*Gute*« in unserem Leben ist: Großzügigkeit, Liebe, Freundschaft, Mitgefühl, Ehrlichkeit, Kreativität, Gleichmut, Zufriedenheit, Gesundheit, Freude, Spaß, La-chen, Respekt usw.

Das »*Böse*« *(Schlechte)* in unserem Leben zeigt sich in: Habgier, Hass, Feindschaft, Erbarmungslosigkeit, Unehr-lichkeit, Eifersucht, Neid, Knauserei, Trauer, Schmerzen, Zerstörung, Depression, Niedergeschlagenheit, Melancho-lie, Unzufriedenheit, Krankheit, Schwachheit, Respektlosig-keit usw.

Ich glaube fest daran, dass das wahre Wohlbefinden sich nicht in materiellen »Schätzen« findet, nicht in wahn-haftem Glauben und Religion und damit verbundenen Ri-tualen, auch nicht in beruflichen Höhensprüngen, sondern

in dem, was uns »gut« sein lässt, in guter körperlicher Gesundheit und ausgewogener mentaler und physischer Stärke.

*Alles, was ich Ihnen bisher erzählt habe, bildet wichtige
Grundlagen für ein gesundes Leben. Aber trotzdem ist es
für den Körper vor allem wichtig, dass seine Geradlinigkeit
stimmt!*

VIII. Körperlesen und die faszinierende Kraft der aufrechten Haltung

Wir können versuchen, gesund zu leben, uns bewusst zu ernähren, und achtsam mit uns umzugehen, aber wenn wir nicht auf unsere aufrechte Haltung und die Geradheit des Körpers achten, geht uns ein wesentlicher Aspekt verloren. Obwohl wir das nicht glauben können, weil wir es nicht auf den ersten Blick erkennen, bekommt unser Körper im Laufe unseres Lebens eine schiefe Haltung. Dies führt dazu, dass die Genauigkeit der Körperhaltung und der Systeme des Körpers in Unordnung gerät.

Ich verbrachte viel Freizeit in meinem Leben damit zu beobachten, wie der menschliche Körper funktioniert, und untersuchte, wie der Körper erkrankt und heilt. Als FBeobachtungsobjekt diente mir oft mein eigener Körper und das war eine wichtige »Forschungszeit« für mich, denn eines Tages fand ich heraus, dass die Geradheit des Körpers seit unserer Geburt eine wesentliche Rolle für ein gesundes Leben spielt. Nun verstehe ich viel besser, weshalb nur der linke Lungenflügel meiner Mutter schwer erkrankte. Die Ursache lag höchstwahrscheinlich an ihrem dislozierten Brustwirbel, der ihr anfangs starke Rückenschmerzen verursacht hatte.

1. Links- oder Rechtshänder? Wir sind einseitig!

Wenn ein Kind beim Krabbeln etwas Interessantes auf dem Boden findet, hält es sofort an, testet das Objekt mit einer Hand. Wenn es zum ersten Mal versucht aufzustehen, geht es zuerst auf die Knie, greift erst mit der einen, dann mit der zweiten Hand auf die Couch oder den Stuhl, zieht sich hoch und steht dann auf den Füßen. Wenn es etwas zeigt, tut es das mit einer Hand. Wenn wir ihm etwas Kleines wie eine Süßigkeit zum Beispiel anbieten, greift es mit einer Hand danach. Wenn wir diese Verhaltensweisen genau verfolgen, können wir leicht erkennen, dass das Kind oft dieselbe Hand verwendet. Da sind wir! Die Linkshänder und die Rechtshänder.

Weshalb wir so sind, kann ich nicht genau sagen. Aber viele von uns sind als Rechtshänder oder Linkshänder geboren. Es gibt mehr Rechtshänder als Linkshänder. Nur sehr wenige Menschen können beide Hände gleichermaßen effizient einsetzen und nur sehr wenige, nutzen beide gleichermaßen.

Der Gebrauch dieser einseitigen Spezialkraft, die aus den Muskeln entsteht, verdreht den Körper vieler Menschen. Indem sie häufig nur eine Hand benutzen, stärken sie ihre Muskulatur auf der rechten und linken Körperseite unterschiedlich. Meine Beobachtungen bestätigten immer wieder, dass diese Einseitigkeit eine Hauptursache für viele häufige Erkrankungen des Körpers steht. Dies zeigt sich zum Beispiel bei Organ- und Drüsenfunktionsstörungen, Störungen des Verdauungstraktes und bei Problemen mit dem Stuhlgang.

Die Verantwortung für die Geradheit unserer Körperstruktur liegt hauptsächlich bei der physischen Verfassung unserer Muskeln und Sehnen. Sie sollen die Knochen und Gelenke genau so halten, wie sie ursprünglich positioniert sind. Die Haut verhindert das Herausspringen der Muskeln und hilft dabei, die Gelenke und Knochen stabil im Inneren zu halten.

Wenn sich die Länge der Muskeln und die Position der Knochen und Gelenke ändern, ändert sich auch die Struktur des »inneren Körpers« – und damit die Geradheit der Haltung.

2. Was verstehen wir unter Geradheit des Körpers?

Von unserer Geburt an bis wir körperlich ausgewachsen sind, schreitet ein unvorstellbarer Prozess des Wachstums und Wandels schnell in unserem Körper voran.

Wenn wir auf die Welt kommen, besteht das Skelett unseres Körpers aus mehr als 300 Knochen bzw. Knorpeln. Der Schädel ist noch formbar und es dauert etwa zwei Jahre, bis die Fontanelle sich schließt. Während dieses Vorgangs sollte der Schädel keinen starken Druck bekommen, da dies leicht zu einer falschen Bildung der Schädelform führen kann. Dies kann schiefe Kiefer und eine schiefe Wirbelsäule, ein schiefes Gesicht, Störungen des Hirn- und Rückenmarkwachstums und Schwächen der Organe und Drüsen zur Folge haben. Einzelne Knochen, die sich aus Knorpelstrukturen entwickeln, schließen den Knochenbau erst nach der Pubertät komplett ab.

Die Geradheit des Körpers ist eines der wichtigsten Dinge, die schon in unserer Kindheit mit großer Sorgfalt geschützt werden müssen. Dies garantiert ungestörte und präzise Körperfunktionen bei der Zufuhr und Verarbeitung der Nahrungsmittel und auch bei der Entleerung des Körpers.

Was immer die Geradheit des Körpers während des Wachstums schädigt, es führt dazu, dass der Körper anfällig für Krankheiten wird oder unter verschiedenen Beschwerden leidet.

Um zu verstehen, was mit *Geradheit des Körpers* gemeint ist, betrachten wir die vier Abbildungen.

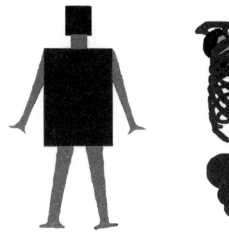

Abbildung 8-1

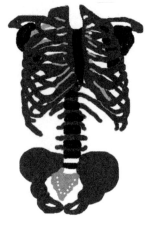

Abbildung 8-2

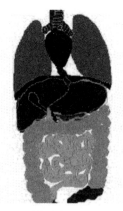

Abbildung 8-3

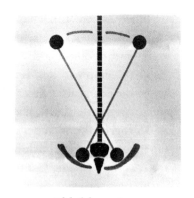

Abbildung 8-4

Abbildung 8-1 zeigt den Körper als eine Art »Kiste« betrachtet, die mit verschiedenen Geräten, Maschinen, vielen Kabeln in verschiedenen Größen und Längen, Ventilen und Rohren vollgepackt ist. Sie erzeugt Energie und verfügt über ein »Verwaltungszentrum«, quasi ihr »Kopf«. Das Konstrukt wird von zwei Stützen (Beinen) getragen, die jeweils an einer Stützplatte (den Füßen) befestigt sind, und bei den Bewegungen mithilfe der Arme und Händen in Balance gehalten wird.

Abbildung 8-2 zeigt, wie Becken, Kreuzbein, Steißbein, Wirbelsäule, Brustbein, Rippenkorb, Schlüsselbein und Schulterblätter zusammenstehen.

In Abbildung 8-3 können Sie all die Organe und Drüsen mit den verbundenen Nerven, Blutgefäßen und anderen Röhren sehen, die, um die Funktionen und Systeme im Körper genau ausführen zu können, genau darin platziert sein müssen.

Dafür muss der Körper gerade sein. Zur Geradhaltung unseres Körpers gehören neben der gesamten Muskulatur mit den Sehnen auch das Becken, die Rippen, alle Knochen mit Gelenken, die Wirbelsäule, die Füße, Beine, Hände und Arme.

Erinnern Sie sich an die Plastikspielpuppen aus der Kindheit? Wir konnten ihre Arme, Beine und den Kopf auseinandernehmen bis nur der Torso, das »Hauptgestell« übrig blieb. In der Abbildung 8-4 sehen wir dieses »Hauptgestell« unseres Körpers, das aus Wirbelsäule, Kreuzbein, Steißbein, Schlüsselbein, zwei Schultergelenken, zwei Hüftgelenken mit der üblichen diagonalen Muskelverbindung des Rückens besteht und das auf dem Becken platziert ist.

Nur wenn dieses Hauptgestell aufrecht steht, kann der Rest des Körpers seine Bewegungen und die Arbeiten korrekt ausführen. Wenn es zu einer Schiefhaltung kommt, wird auch das Becken schief und das wirkt sich auf die Hüftgelenke aus. Dadurch dreht sich ein Bein mehr nach außen und kann etwas nach unten geschoben werden, wodurch es länger aussieht als das andere. Gleichzeitig wird der Rippenkorb schräg, der für die Geräumigkeit des Hauptgestells verantwortlich ist. Infolgedessen werden die Bewegungen und das Arbeiten gestört, eine der Schultern hängt etwas tiefer und der Körper bekommt insgesamt eine schiefe Haltung. Viele Menschen tragen dann Einlagen in verschiedenen Größen in den Schuhen und leiden gelegentlich unter Verspannungen oder Schmerzen in den Bereichen am Nacken, der Schulter, des Rückens oder der Kniegelenke und möglicherweise an einigen anderen Systemstörungen.

3. Wie bekommt unser Körper eine schiefe Haltung?

Fast alle Handwerker wie Zimmermänner, Elektriker, Maurer, aber auch berufsmäßige Autofahrer, Friseurinnen, Köchinnen, Kellner und Büroangestellte, die oft am PC mit einer Maus arbeiten, benutzen jahrelang automatisch eine Hand für verschiedene Tätigkeiten. Genau das belastet eines ihrer Schultergelenke mit den damit verbundenen Muskeln; bei Rechtshändern ist es meist das rechte Schultergelenk, bei Linkshändern ist es umgekehrt.

Eine winzige Wendung aus einem der Schultergelenksmuskeln verletzt die Schleimhaut des Gelenkes durch die Verschiebung des Knochens. Dies behindert die Bewegungen des Armes und kann Schleimhautentzündungen verursachen.

Abbildung 8–5 zeigt, wie die Hauptmuskeln auf der Rückseite des Körpers mit den Armen und Beinen (bis zu den Fersen) verbunden sind und wie sie sich im Allgemeinen gleichmäßig auseinanderziehen.

Die Beine tragen den Oberkörper. Wenn die Beinmus-

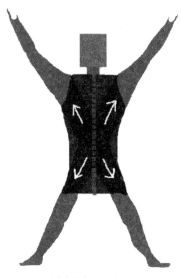

Abbildung 8–5

keln aufgrund der Oberkörperbewegungen unterschiedlich arbeiten und das Körpergewicht unterschiedlich tragen, werden sie auch unterschiedlich gestärkt. Dies führt dazu, dass der Oberkörper, der auf dem Beckenboden ruht, beeinträchtigt wird, sein Gleichgewicht verliert und eine schiefe Haltung des gesamten Körpers verursacht.

Abbildung 8–6 zeigt die unterschiedliche Dehnung der Rücken- und Beinmuskeln eines Rechtshänders bei einer Beschäftigung. Sie dehnen sich unterschiedlich stark aus und die Haltung der Beine ist unterschiedlich. Während die Muskeln, die mit dem rechten Schultergelenk und dem Arm verbunden sind, sich mit dem linken Bein auseinanderziehen, ziehen die Muskeln, die mit dem linken Arm und dem rechten Bein verbunden sind, zusammen. Der linke Arm hängt herunter. Umgekehrt ist es bei Linkshändern. Diese unterschiedlichen Dehnungen der Muskulatur im Alltag führt zu

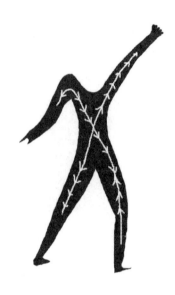

Abbildung 8–6

einer schrägen Positionierung der verbundenen Knochen, Gelenke, inneren Organe, Röhren und Nerven, Blutbahnen und des Beckenbodens.

Die Länge der Muskeln auf der Rückenseite zwischen rechtem Schultergelenk und linkem Hüftgelenk, linkem Schultergelenk und rechtem Hüftgelenk ist hauptsächlich verantwortlich für die Geradehaltung des Körpers, weil sie eine diagonale Verbindung durch den Körper haben. Ihre Länge wird oft wegen unserer einseitigen Arbeit von unseren Händen und Beinen mit unterschiedlichen Körperhaltungen unterschiedlicher.

Sie können dies selbst testen: Nehmen Sie zwei gleich starke Gummibänder. Ziehen Sie eines davon hundert Mal am Tag und das andere nur zehn Mal am Tag in die Länge. Überprüfen Sie nach ein paar Tagen wie unterschiedlich ihre Länge ist.

Es ist auch nicht so leicht vorstellbar, dass eine Verdrehung des Körpers zusammen mit den betroffenen Muskeln, Knochen und Gelenken auch den Schädel beeinträchtigen kann. Aber es ist so. Viele Menschen leiden an Beschwerden in einem Ohr, an einer Seite des Kiefers, der Zähne oder Augen oder unter einseitigem Druck oder Schmerzen im Kopf oder weisen sogar Lähmungserscheinungen auf. Manchmal kann es sogar passieren, wenn der Schädel von Anfang an unförmig ist, dass die Muskeln, die die Rückseite des Schädels und das Kreuzbein verbinden, die Geradlinigkeit des Körpers beeinflussen.

Eine schiefe Haltung kann auch aus vielen Gründen entstehen. Zum Beispiel durch: von Geburt an vorhandene Fehlhaltungen, aufgrund von Brüchen, Verletzungen und Prellungen und die dauerhafte Schonhaltung mit Gips oder Verband, fehlerhaftes Zusammenwachsen der Knochen, Gelenke und Muskeln, aufgrund von Infektionen in Atemorganen und Krankheiten wie Morbus Bechterew (Verkrümmung der Wirbelsäule) und vieles andere.

Unsere Arbeit im Alltag ist viel einseitiger als früher. Anstatt mit beiden Händen und Gartengeräten auf der Wiese zu arbeiten, sitzt ein Bauer zum Beispiel auf seinem Traktor und arbeitet am Steuer vorwiegend mit einem Arm und nutzt einen Fuß, um Gas zu geben und zu bremsen. Wenn Sie darauf achten, können Sie feststellen, wie oft unsere Alltagsbeschäftigungen einseitig sind. Viele Menschen nehmen nicht nur beim Sitzen, sondern auch beim Stehen oder Liegen eine Schonhaltung ein, die ein Bein lockerlässt oder schlagen im Sitzen die Beine übereinander.

Es gibt noch mehr Gründe, die Geradheitsstörungen verursachen, beispielsweise angeborene Wachstumsfehler wie Skoliose, angeborene körperliche Unterschiede zwischen der rechten und der linken Körperseite, Unfälle, chronische Krankheiten und Nahrungsmangel der Gewebe.

4. Was passiert mit dem Körper, wenn er eine schiefe Haltung hat?

Wenn ein Gebäude langsam schief wird, wird auch das Leben für dessen Bewohner unbehaglicher, unsicherer und sogar gefährlicher, weil dies dazu führen kann, dass die Stromleitungen kaputt werden oder Wasserleitungen platzen, was zu Hausbränden oder Überschwemmungen in den Wohnungen oder im Keller führen kann. Außerdem kann das Gebäude einstürzen.

Stellen Sie sich nun vor, dass eine gut gefüllte Kiste mit Früchten von einer Seite zusammengepresst wird. Was wird passieren? Die Früchte im Inneren werden zerdrückt und beginnen in der Folge schnell zu faulen.

Auf einem schiefen Tisch können wir nichts gerade hinstellen. Wenn wir zum Beispiel unser Becken als das Fundament des Gebäudes nehmen, können wir schon verstehen, wie draufstehende Körperteile schief werden, sich drehen oder zusammengedrückt werden können und der gesamte Körper eine schiefe Haltung bekommt. Deshalb wird oft von einem Beckenschiefstand gesprochen.

Fast alle von uns haben Erfahrung mit »eingeschlafenen«, »tauben«, angespannten oder schmerzenden Beinen oder Händen, wenn wir mit gekreuzten Beinen oder verdrehten Haltungen saßen, schliefen oder arbeiteten. Ursache dafür ist die Durchblutungsstörung. Aber wenn die Blutzirkulation des inneren Körpers durch eine schräge Haltung gestört wird, können wir diese Botschaften nicht fühlen, wie »schlafende« Leber und Galle, kribbelnder Magen und Bauchspeicheldrüse, steife Lunge oder Gehirn, verspannte Eingeweide oder taube Nieren und Blase.

Eine schräge Haltung des Körpers hat automatisch eine Beckenschieflage zur Folge. Dies führt zu einer Veränderung der Positionen des gesamten Inhalts, die auf dem Becken, insbesondere im Bauch- und Brustbereich, liegen. Dazu gehören die Organe, Drüsen, Muskeln, Knochen, Adern, Venen, Speise- und Luftröhre, Harn- und Eileiter, Rückenmark, Sehnen, Kapillaren und Nervenbahnen.

Aus diesem Grund sind die Prozesse der Versorgung und Entleerung gestört. Wenn es lange dauert, werden die Systeme und Funktionen des Körpers nacheinander langsamer und schwächer. Je nach betroffenem Gebiet treten entsprechende Beschwerden in Lunge, Herz, Magen, Leber, Gallenblase, Bauchspeicheldrüse, Darm, Nieren, Blase und Genitalbereich auf. Weiters treten Beschwerden wie Schmerzen, Verspannungen und Steifheit am Kiefer-, Rücken-, Nacken-, Schulter-, Wirbelsäulen-, Kopf- und Kniebereich und an den Gelenken auf. Durch die Störung der Ausscheidungsfunktionen werden schädliche Fremdkörper im Körper mächtiger. Die Funktionen des Gehirns werden dadurch beeinträchtigt, weil man nicht gut schlafen kann, und im Laufe der Zeit werden Systemfehler im Körper auftreten. Auch das Zwerchfell wird beeinflusst und so kommt es, dass das Zwerchfell sich dabei nicht richtig dehnen und zusammenziehen kann. Oft kann es sich besser nach unten ziehen als nach oben. Dadurch wird das Ein- und Ausatmen kürzer.

Sogar die ursprüngliche Form des Kopfschädels verändert sich. Dies verursacht Spannung am Kopf. Die Verbindungen zu den Mund-, Nasen-, Ohren-, Augen- und Gehirnbereichen können gezogen, verdreht oder komprimiert werden.

Mögliche Folgen solcher Beschwerden sind: Kopfschmerzen, Schlaflosigkeit, Schwindel, Tinnitus, vorzeitige Schwäche in Augen, Ohren, Beschwerden am Kiefergelenk, an Zähnen, Schilddrüsen und Mandeln. Wenn es länger dauert, treten Gesichts- und weitere Lähmungen auf.

Es ist ein Naturgesetz, dass das Becken der Frauen breiter sein soll als das der Männer, weil es dadurch der Gebärmutter bei der Ausdehnung während einer Schwangerschaft hilft. Wenn die Frauen ein schmaleres Becken, fast so wie Männer haben, leiden sie häufig an starken Krämpfen während der Menstruation oder an Beschwerden im Gebärmutter-, Harnleiter-, Blasen- oder Nierenbereich, an Eileiterstörungen oder an Komplikationen während der Schwangerschaft und bei der Geburt.

Während wir wachsen, kann jeder kleine Unfall, können intensiv ausgeübte sportliche Aktivitäten wie Volleyball, Badminton, Tennis, Tischtennis usw. Krankheiten im Atmungs- oder Verdauungssystem die Geradheit des Körpers stören. Dies geschieht auch bei einhändigen beruflichen Bewegungen oder auch beim Gehen auf Straßen, die einen Hangwinkel haben, weil wir darauf ungerade laufen.

Kommt es schon sehr früh in der Kindheit zu solch einer Störung, wachsen auch die inneren Organe und ihre Verbindungen mit Störungen. Schließlich wird zudem die Länge der Muskeln verändert und dies verursacht eine Steifheit, die auch auf die Position von Organen, Drüsen, Schläuchen, Arterien, Venen, Kapillaren und Nerven einwirkt.

Alle Vitalstoffe wie Nährstoffe, Hormone, Wasser oder Sauerstoff in unserem Körper bewegen sich mit dem Blut durch die Blutgefäße. Vor Stößen und Verletzungen geschützt, sitzt das Herz etwas links von der Körpermitte, gleich hinter dem Brustbein und den Rippen. Die Kontraktion und die Expansion des Herzens kann nur dann richtig funktionieren, wenn das Herz mit seinem Aortenbogen ausreichenden Platz hat. Eine winzige Verwindung, Verdrehung oder Verengung im Brustkorb oder eine minimale Verschiebung des Brustbeins oder Zwerchfells verursacht enorme Unannehmlichkeiten für die Zukunft im Herzbereich, und die Ursache bleibt oft unbemerkt. Deshalb ist es sehr wichtig, unseren Körper gerade zu halten, damit das Herz mit sämtlichen Arterien und Venen ungestört bleiben kann. Das Herz soll sich dehnen und zusammenziehen genauso wie die Arterien, die Lungen und das Zwerchfell.

Genau wie unsere Haut können sich die Wände der Arterien und Venen zusammenziehen, dicker oder dünner sein. Geht dabei etwas schief, führt dies häufig zu hohem Blutdruck und verschiedenen Herzproblemen. Die Geradheit ist nicht nur für die oben platzierten Organe Herz und beide Lungen wichtig, sondern auch, damit die darunterliegenden Organe und Drüsen einfach und gleichmäßig ihre Dienste leisten können, wie Magen, Darm, Leber, Galle, Bauchspeicheldrüse, Nieren, Blase, Milz, Gebärmutter, Eierstöcke und Prostata im Zusammenhang mit vielen Blutgefäßen, Nerven und einigen Röhren wie Speiseröhre, Harnleiter, Eileiter, etc. Auch das Zwerchfell soll sich genau nach oben und unten dehnen können.

Jede einzelne ungewöhnliche Verdauungsstörung, bei der Sie nicht wissen, woher sie stammt, jeder Schwindelanfall, jede Schlafstörung, Atembeschwerden, Anspannung, Steifheit, Taubheit, Schmerzen oder Ziehen im Körper bedeutet, dass der Körper möglicherweise eine schiefe Haltung hat. Oft kann sich dahinter der Beginn schwerwiegender Beschwerden oder einer ernsthaften Krankheit verstecken. Daher ist die Geradheit des Körpers sehr wichtig. Sie unterstützt alle Funktionen und Systeme im Körper. Denn wenn sie gegeben ist, verschafft sie den inneren Organen genügend Raum für ihre Bewegungen und Funktionen.

Zu Beginn treten die Symptome, die aus der Einseitigkeit resultieren, sehr selten auf, ein- oder zweimal pro Woche vielleicht oder nur ein paarmal im Monat. Die größeren Organe wie Leber, Milz oder elastische Organe wie Lunge, Herz, Magen, Darm und Blase werden erst nach mehreren Monaten oder Jahren krank. Die Gallenblase, die Bauchspeicheldrüse und die Nieren leiden dementsprechend.

Ob die mangelnde Geradheit als Ursache für Beschwerden bei Untersuchungen mit modernen Geräten diagnostiziert werden können, weiß ich nicht. Aber wenn die durch die Einseitigkeit hervorgerufenen Fehlstellungen nicht rechtzeitig korrigiert werden, können die Krankheiten akuter werden. Viele Untersuchungen beschränken sich allerdings ohnehin nur darauf, Symptome zu behandeln und befassen sich nicht mit der Ursache des Problems.

Am Ende ist es egal, welches teure Luxusauto man fährt, auf welchem guten Bett oder Sofa man liegt oder sitzt. Herzerkrankungen, Atemwegserkrankungen, Blutdruckschwankungen, Verdauungsprobleme, Hexenschuss, Rücken- und Kopfschmerzen, Bandscheibenvorfälle, Migräne oder Fehlgeburten können uns alle treffen, wenn die Körperhaltung nicht gerade ist.

5. Selbsttest für die Geradheit des Körpers

Es gibt ein paar einfache Tests, die von jedem durchgeführt werden können, um festzustellen, ob der Körper gerade ist. Jeder Unterschied oder jede Härte, die Sie in den Tests fühlen, bedeutet, dass der Körper nicht gerade ist. Mit anderen Worten, der Körper hat eine krumme Haltung. Mit jeder Differenz oder Härte sind keine spezifischen, unterschiedlichen Kontiguitäten verbunden. Es sind über 200 Knochen, ca. 650 verschiedene Muskeln, ca. 100 Gelenke, 9 Organe einschließlich der Haut und ca. 20 Drüsen, die den gesamten Körper zusammenhalten. Wir versuchen deshalb, ihn als Ganzes zu sehen und aufzupassen, all seine Bestandteile nicht als singuläre verschiedene Gebiete oder Teile zu betrachten. Das ist die Kernbedeutung von »ganzheitlich«. Schaffen wir es, die Schiefhaltung zuerst zu korrigieren, dann können wir uns gleich ansehen, was danach noch gemacht werden soll.

Betrachten wir die Abbildung 8–7: Warum sitzt jemand so mit überschlagenen Beinen? Wegen des Komforts oder eines Beckenschiefstands?

Wenn Sie beim Sitzen immer das gleiche Bein über das andere legen und es sich für Sie unwohl anfühlt, wenn Sie

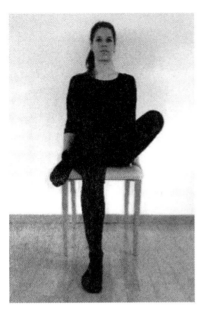

die Haltung wechseln und die Beine anders überein-anderschlagen, bedeutet dies, dass Sie eine Becken-schieflage haben.

Sogar im Stehen, beim Fernsehen oder beim Lesen eines Buches halten viele Menschen oft ein Bein am Boden, legen ein Bein gebeugt auf das andere oder hoch. Warum?

Abbildung 8–7

Mit den folgenden Tests können Sie selbst spüren, ob die Geradehaltung des Körpers stimmt oder nicht!

Nasenlochtest

Testen Sie das Ein- und Ausatmen durch einzelne Nasenlöcher wie auf den folgenden Abbildungen gezeigt.

Ist ein Nasenloch nun freier als das andere?

Im Allgemeinen ist bei vielen Rechtshändern das linke Nasenloch enger. Umgekehrt ist es bei den Linkshändern.

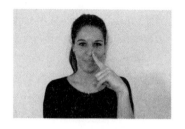
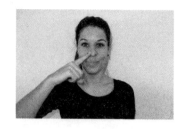

Abbildung 8–8   Abbildung 8–9

Hals und Nacken-Test

Drehen Sie Ihren Kopf so weit wie möglich nach rechts und links wie auf der Abbildung 8–10 und Abbildung 8–11 zu sehen ist.

Ist eine Drehung einfacher als die andere?

Im Allgemeinen ist es so, dass Rechtshändern das Drehen nach rechts schwerer fällt. Umgekehrt ist es bei den Linkshändern. Das Model im Bild ist eine Rechtshänderin und deshalb kann sie den Kopf mehr nach links drehen.

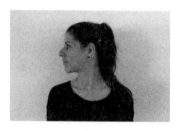
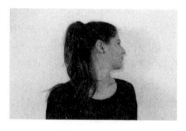

Abbildung 8–10   Abbildung 8–11

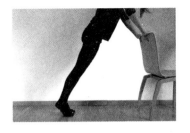
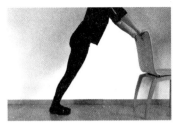

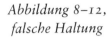
Abbildung 8–12,
falsche Haltung

Abbildung 8–13

Waden-Test

Stellen Sie sich hinter einen Sessel mit einer Lehne. Legen Sie Ihre Hände auf die Lehne und positionieren Sie sich so, dass Sie, bei gestreckten Armen, die Füße weit hinten auf dem Boden haben. Achten Sie darauf, dass Sie nicht auf den Zehenspitzen stehen (vgl. Abbildung 8–12, falsche Haltung).

Dehnt in dieser Position eine Wade mehr als die andere?

Im Allgemein ziehen bei den Rechtshändern die rechten Waden mehr. Umgekehrt ist es bei den Linkshändern.

Beinmuskulatur-Test

Können Sie versuchen, für zwei Minuten einmal auf Ihrem linken Bein und dann auf Ihrem rechten Bein zu stehen, wie es die Abbildung 8–14 und Abbildung 8–15 zeigen?

Geht es mit beiden Beinen gleich gut oder ist das Stehen auf einem Bein etwas schwieriger als auf dem anderen?

Im Allgemeinen fällt es Rechtshändern leichter, auf dem rechtem Bein zu stehen. Umgekehrt ist es bei den Linkshändern.

209

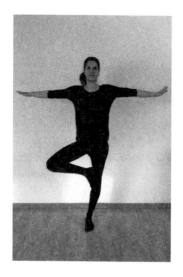
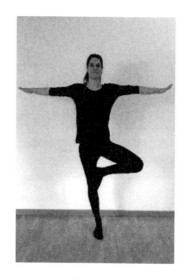

| Abbildung 8–14 | Abbildung 8–15 |

Becken & Hüftgelenktest

Test 1: Legen Sie sich flach auf den Boden und legen Sie Ihre
Fußsohlen aneinander, während Sie Ihre Knie gleichmäßig
weit auseinanderspreizen, wie es Abbildung 8–16 zeigt.

Test 2: Setzen Sie sich wie auf den Abbildung 8–17 und Abbildung 8–18 gezeigt, und wechseln Sie das Bein, das Sie
über das andere schlagen, ab. Können Sie spüren, ob Sie es
mit beiden Beinen gleich gut machen können oder nicht?

Im Allgemeinen tut Rechtshändern beim Spreizen der
Knie der linke Hüftbereich weh. Umgekehrt ist es bei den
Linkshändern. Das rechte Bein über das linke Bein zu schla-
gen, ist ebenfalls schwieriger.

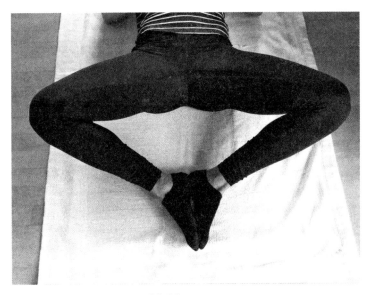

Abbildung 8–16

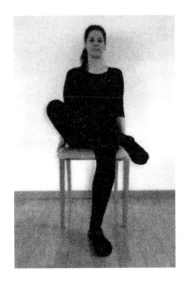

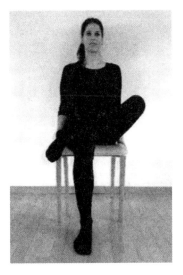

Abbildung 8–17

Abbildung 8–18

Füße-/Beine-Test

Für diesen Test legen Sie sich auf einer Matte gerade auf den Boden.

Im Liegen sollten die Füße in gleichmäßigem Abstand nach außen stehen und wenn Sie sie zusammenlegen, sollten die inneren Knöchel aufeinandertreffen. Die Füße sollten nicht ganz nach unten zeigen wie auf Abbildung 8–22, die ich eine High-Heels-Füße nenne. Solche ungleichmäßig und unterschiedlich stehenden Füße sind oft verbunden mit einem Beckenschiefstand und einer unterschiedlichen Länge der diagonalen Rückenmuskulatur.

Die Abbildung 8–19 beispielsweise zeigt eine längere diagonale Muskellänge zwischen dem rechten Hüftgelenk und dem linken Schultergelenk und deshalb ist das rechte

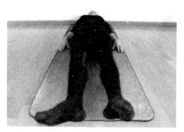

Abbildung 8–19

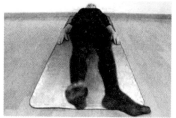

Abbildung 8–20

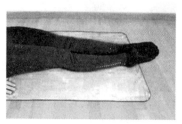

Abbildung 8–21

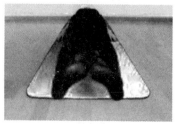

Abbildung 8–22

Bein etwas länger oder dreht mehr nach außen. Diese Haltung zeigt im Allgemeinen ein Linkshänder. Umgekehrt ist es mit der Fußhaltung in der Abbildung 8–20, die meistens ein Rechtshänder aufweist.

Die Abbildung 8–21 zeigt eine Haltung der Füße mit nach innengezogenem Beckenflügel (schmalerem Becken), bei der es möglicherweise zu Beschwerden an den Hüftgelenken und im Unterleibbereich kommen kann. Abbildung 8–22 zeigt dahingegen einen schmaleren Beckenstand und einen etwas eingesunkenen, gestauchten Unterleib und dies kann Fehlgeburten oder Störungen während der Schwangerschaft verursachen.

Egal wie stark oder weniger stark der Unterschied ist, den Sie fühlen, es bedeutet, dass die Körperhaltung krumm ist und Beschwerden und Störungen im Körper verursachen kann. Häufig können solche Krummhaltungen das Verdauungs-, Atmungs-, Nerven- und Kreislaufsystem sowie die Funktionen Ihrer Organe und Drüsen beeinflussen und die Nährstoffverteilung sowie die Abfallentsorgung stören. Steifheit, Schmerzen und Verschiebungen der Knochen, Gelenke und Muskulatur sind weitere Folgen.

Es spielt keine Rolle, wie oft und welche Arten von Übungen und Sport wir tun, unser Körper bleibt schief und die Beschwerden bleiben.

6. Können wir eine schiefe Haltung vermeiden oder sie selbst korrigieren?

Es gibt zahlreiche Rückentherapien, Rückenbehandlungen, Rückenschulen- und Rückengymnastikprogramme, die angeblich die Beschwerden am Rücken korrigieren sollen.

Fast alle Dehnübungen wie Yoga, Tai-Chi und Qi-Gong sind sehr gut geeignet, um dem Innerkörper die benötigte Geräumigkeit zu verschaffen. Sie helfen, den Körper zu stärken und zu mobilisieren. Falls jemand aber diese Bewegungsarten wegen körperlicher Beschwerden auswählt, ist es besser, sich zuerst zielorientiert in der Geradheit des Körpers behandeln zu lassen und sich erst danach als Schutz mit den Übungen zu beschäftigen. Solche Körperbewegungen mit schlechtem Bindegewebe oder hungrigem Magen zu machen oder gleich danach zu rauchen, könnte möglicherweise Schaden verursachen.

Versuchen Sie, den Rücken durch die Übungen gerade zu halten! Verwenden Sie die ungeübtere Hand so oft wie möglich beim Putzen, beim Tragen der Einkaufstasche, gewöhnen Sie sich an, die PC-Maus mit der anderen Hand zu bedienen und schlagen Sie Arme und Beine anders als gewohnt übereinander.

Wenn wir daran denken, unsere Körpergeradheit zu unterstützen und Fehlstellungen zu korrigieren, sollten wir zuerst verstehen, welche Rolle unsere Wirbelsäule mit dem Rückenmark, das innerhalb der Wirbelsäule verläuft, spielt. Es sind 24 Wirbeln, die sich aus sieben Halswirbeln, zwölf Brustwirbeln und fünf Lendenwirbeln zusammensetzen. Neben dem Kopf ist sie der wichtigste Teil unseres Körpers, der für alle seine Bewegungen und Funktionen verantwortlich ist. Die Koordination zwischen dem Gehirn und den übrigen Teilen des Körpers erfolgt durch das Rückenmark, das als »Hauptkabel« des Zentralnervensystems dient. Die Wirbelsäule hält mithilfe des Kreuzbeins und des Steißbeins, des Beckens, der Muskeln, der Gelenke und der Knochen, der Bandscheiben, die als Federscheiben zwischen den Wirbeln dienen, den Körper aufrecht und ermöglicht all die Bewegungen wie Dehnen, Drehen, Beugen, Zucken und sogar unglaubliche akrobatische Wendungen. Selbst ohne Hilfe der Arme und Beine hält die Wirbelsäule den Körper gerade durch Unterstützung der restlichen Partner. Jede Verschiebung eines Wirbels kann deshalb ernsthafte Störungen oder Beschwerden im Körper und in seinen Systemen verursachen, weil sie damit auch das Rückenmark belastet.

Bei Rückenproblemen ist häufig zu sehen, dass wir hauptsächlich im unteren Rückenbereich Probleme bekommen. Wenn wir logisch darüber nachdenken, können wir verstehen, dass das Körpergewicht auf den unteren Bereich drückt.

Aber wie kann das passieren? Wenn wir nochmal logisch nachdenken, können wir verstehen, dass die Muskeln allein nicht in der Lage sind, den Oberkörper hoch zu halten. So werden die Bandscheiben im Lendenbereich belastet und gequetscht. Wenn man solche Haltungsfehler nicht korrigiert und gleichzeitig eine Beckenschieflage oder Bindegewebeschwäche im Spiel ist, kommt es rasch zu einem Bandscheibenvorfall. Einfachste Lösung, um dies zu vermeiden, ist die Stärkung der Oberkörpermuskulatur. Die Beinmuskeln werden oft genug bewegt und werden automatisch entlastet, wenn die Oberkörpermuskulatur keinen unterschiedlichen Druck auf sie ausübt.

Daher ist es ratsam, im Liegen mehr zu üben, weil wir in unserem Alltag selten etwas tun, wo wir unsere Körpermuskeln hochziehen und oft im Stehen oder Sitzen mit gebücktem Kopf und Nacken und manchmal sogar in gehockter Haltung arbeiten. Auch beim Wandern tragen wir oft etwas Gewicht in einem Rucksack, der die Nacken- und Schultermuskeln noch weiter nach unten zieht.

7. Der Zustand des Körpers und die Bedeutung alltäglicher Einflüsse

Ich werde nun versuchen, eine weitere wichtige Erklärung mithilfe der folgenden einfachen Bilder zu geben, um Ihnen

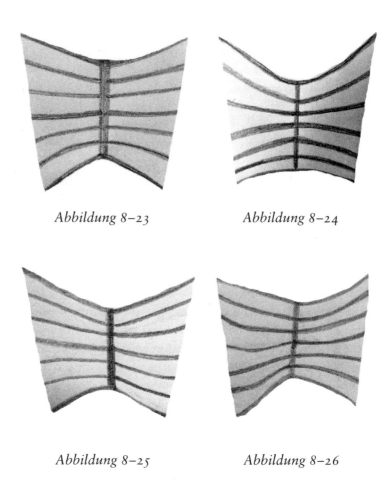

Abbildung 8–23　　　　Abbildung 8–24

Abbildung 8–25　　　　Abbildung 8–26

den allgemeinen Zustand unseres Brustkorbs und seiner Veränderungen im Zusammenhang mit unseren täglichen Bewegungen zu zeigen.

● Abbildung 8–23 zeigt die normale Haltung des Rippen-
korbs eines Menschen.

● Abbildung 8–24 zeigt den Rippenkorb eines Menschen,
der viel am Schreibtisch arbeitet oder an Übergewicht
leidet oder einen großen Bauch hat.

- Abbildung 8–25 zeigt, wie der Rippenkorb eines extremen Rechtshänders steht.
- Abbildung 8–26 zeigt, wie der Rippenkorb eines extremen Linkshänders steht.

Je nachdem, welchen Beschäftigungen die Menschen nachgehen, desto unterschiedlicher können die Haltungen der Menschen natürlich sein. Z.B. sind Friseurinnen, LKW-Fahrer, Tischler, Elektriker, Maurer, Masseurinnen, Kellnerinnen, Köche, Schneider oder Buchhalter völlig verschieden belastet.

Wenn der Rippenkorb zusammen mit den Muskeln schräg steht, wird infolge auch die Dehnung des Zwerchfells schräg, ungleichmäßig. Dies belastet die Aorten, die Venen und die Speiseröhre, die durch das Zwerchfell verlaufen. In der Folge wird das Blutpumpen des Herzmuskels mit den Herzklappen und die Zusammenarbeit mit der Lunge gestört. Zusätzlich kann es sein, dass die Speiseröhre belastet wird, Sodbrennen verursacht oder der Magenausgang sich verengen kann. So wird auch die Leber mit der Gallenblase oder der Magen mit der Bauchspeicheldrüse belastet, die direkt unter dem Zwerchfell liegt. Mit der Zeit können sich die Hauptarterien und Venen wegen der Verschiebung verengen und so wird das Blutkreislaufsystem verschlechtert. Dazu können sich dann weitere Folgen wie Verkalkung durch die Ablagerung von Harnsäuren und Fett in den Arterien und im Herz, Bluthochdruck, Schwindelanfälle, Herzrasen und Herzklappenstörungen einstellen.

Wer müde ist, sollte sich ausruhen. Wer schläfrig ist, sollte schlafen. Diese Zustände sind Nachrichten, dass der Körper oder das Gehirn eine Pause benötigen. Es ist aber auch wichtig zu wissen, was alles mit der Körperhaltung passieren kann, während man schläft.

Manche sagen, dass man nicht auf seiner linken Seite schlafen sollte, weil das Herz während des Schlafes gestört werden könnte. Nach meiner Beobachtung sollten extreme Rechtshänder nach Möglichkeit auf ihrer linken Seite schlafen, weil ihre Brustkörbe eine Schräghaltung nach links haben. Die extremen Linkshänder sollten dahingegen möglichst auf der rechten Seite schlafen, weil ihre Brustkörbe eine Schräghaltung nach rechts haben. So ist der Druck auf Herz und Aorta geringer, der durch die täglichen einseitigen Bewegungen verursacht worden ist und diese Schlafpositionen können eventuell die schiefe Haltung des Körpers sogar korrigieren.

Wenn Sie auf dem Rücken schlafen, ist es besser, ein sehr flaches Kissen zu nutzen. Halswirbeln und Nackenbereich bleiben dann ohne Einschnürungen. Für die Männer ist es empfehlenswert, während des Schlafens ein Kissen oder kleines Polster zwischen den Knien zu halten. Dies vermeidet Durchblutungsstörungen im Genitalbereich.

Wenn Sie gelegentlich versuchen können, auf dem Boden mit einem dünnen Teppich oder einer dünnen Matratze zu schlafen, hilft dies dabei, fast alle Schiefstände zu korrigieren. Es mag am Anfang etwas wehtun, aber man gewöhnt sich leicht daran. Auch wenn Sie Ihre Kinder oft auf dem Boden schlafen lassen, hilft ihnen dies, ohne schwere Schiefstände aufzuwachsen. Es muss nicht unbedingt direkt auf dem Boden sein. Ein harter Bettboden mit einem dünnen Teppich oder einer dünnen Matratze belegt, hilft ebenfalls.

Mir gelang es, nur durch die Korrektur der Geradheit des Körpers, vielen meiner Bekannten und Freunden sehr gut dabei zu helfen, um einige ihre Beschwerde loszuwerden. Natürlich war es aber auch wichtig, dass sie im Anschluss darauf achteten, ihre Körperstruktur weiter gerade zu halten.

Der Entwicklung diagnostischer Methoden, mit denen ich herausfinde, welche Knochen-, Gelenks- und Muskelverbindungen zusammenhängen, um die Beschwerde zu verursachen, ging ein sehr langer Prozess voraus. Dabei geht man durch alle Verbindungen des gesamten Körpers, wie Sie im letzten Kapitel erfahren werden.

Im Laufe der Zeit habe ich zudem herausgefunden, dass der Körper nicht alles auf einmal zeigt, wenn die Beschwerden schon chronisch sind. Es passiert oft, dass das, was man heute für die Ursache hält und möglicherweise behoben hat, noch gar nicht die eigentliche Ursache ist. Häufig tritt diese erst später heraus, nachdem man einen der Hauptstörer behoben hat. Um beispielsweise eine Nackenverspannung zu lösen, ist es oft zuerst notwendig, den Beckenboden zu korrigieren. Um Bandscheibenbeschwerden zu lösen, bedarf es vorerst einer Korrektur der Fehlstellung der Hüftgelenke. Manchmal hängen zwei Ursachen zusammen. Neben der tiefgreifenden Kenntnis über Fehlstellungen braucht man übrigens für die Korrektur eine Menge körperlicher Kraft, wenn es sich um eine Veränderung des Beckens, des Hüftgelenks und des Schädelkopfes handelt. Das sollte also nicht jeder versuchen.

Stellen Sie sich vor, jemand landet durch einen Sturz heftig auf dem Steißbein: Dies drückt die gesamte Wirbelsäule, einschließlich des Rückenmarks, nach oben. In der Folge treten Beschwerden zuerst am Hals und am Nacken auf. Und danach gesellen sich die Beschwerden am Kreuzbein und im Lendenbereich hinzu. Bei einer Verspannung oder bei Schmerzen auf der rechten Seite des Körpers liegt die wahre Ursache dafür oft auf der linken Seite, wegen der einseitigen Belastungen. Dafür ist es manchmal wichtig, eine erkrankte Person mindestens dreimal innerhalb einer Woche zu untersuchen. Ähnlich ist es bei manchen Verdauungs- oder Atemorganbeschwerden: Die Ursache liegt meist gleichzeitig in einem Problem mit dem Zwerchfell und einem Beckenschiefstand oder einem Schiefstand des Brustbeins. So probierte ich nach und nach einige alte Methoden etwas anders aus und setzte sie gegen bestimmte Beschwerden ein, wenn die Menschen von mir Hilfe gebraucht haben.

So gelang es mir, mit meinen Methoden die geplante Gallenblasenentfernung einiger Menschen zu verhindern, und bei einigen, akute Lungenbeschwerden zu beseitigen. Außerdem konnte ich bei mehreren Menschen akute Beschwerden im Rücken- und Kopfbereich (Schmerzen, Schwindelanfälle und Bandscheibenvorfälle usw.) ziemlich leicht beseitigen. Dies gelang mit der Korrektur des Beckenschiefstandes, der Bearbeitung der Brustkorb-, Rücken- und Beinmuskulatur, durch Übungen mit Hanteln und einer drei- bis viermaligen Anwendung von Kräuterpackungen. Das war's.

Aus traditionellen Übungsmethoden und Übungen konnte ich eine einfache, aber sehr effektive Übungsvariante entwickeln, die individuell von jedem nach logischen Kombinationen mithilfe von Kurzhanteln und dem einfachen Legmagic-Gerät durchgeführt werden kann. Nach der Geradheitskorrektur erwies sich der Effekt in Kombination mit diesen Übungen einfach als hervorragend.

Warum haben viele Menschen Knie- oder Schultergelenksbeschwerden und erhalten Diagnosen über Erosionen oder Kalkablagerungen an Hüfte, Schulter oder Ellbogen, aber nicht auf beiden Seiten gleichzeitig? Selbst Krampfadern und Besenreiser erscheinen zuerst auf einem Bein. Knötchen von Frauenbrüsten oder Zysten im Unterleib treten zuerst auch nur einseitig auf (meist bei Rechtshändern auf der linken Seite). Das Gleiche passiert mit den Organen.

Versuchen Sie einfach mal, die Pfeffermühle mit der linken Hand und anschließend mit der rechten Hand zu drehen. Dann verstehen Sie rasch, wie schwach eine Seite des Körpers ist und so wird klar, wie das Körpergewebe, Gelenke, Knochen und Muskeln einseitig abgenutzt werden.

Wenn Kinder oder Teenager plötzlich eine Brille wegen einer Sehschwäche brauchen oder über Kopfschmerzen klagen, liegt die Ursache oft in den Halswirbeln, den Schultern, dem Brustbein, dem Becken und dem Schädel.

Wenn man ihre gesamte Rückenwirbelsäule und den Beckenboden bearbeiten kann, ist es gut möglich, nicht nur die Augenbeschwerden, sondern eventuelle Skoliose, zukünftige Beschwerden mit den Mandeln, den Schilddrüsen, den Ohren, dem Kiefergelenk, den Zähnen, den Ohren und mit dem Kopfschmerzen und weitere körperlichen Erkrankungen frühzeitig zu vermeiden.

8. Nun geht es los mit den Übungen!

Legen Sie sich mit angewinkelten Beinen gerade auf den Boden. Kontrollieren Sie, ob die Fußknöchel genau nebeneinanderliegen. Dies vermeidet ein Hohlkreuz und schiefe Beckenhaltung.

Für manche Übungen benötigen Sie Hanteln mit passendem Gewicht. Es eignen sich sehr gut Kleinhanteln oder Softhanteln. Bei manchen Übungen benötigen Sie eine Möglichkeit, diese an den Füßen mittels Schlaufen zu befestigen. Probieren Sie einfach aus, womit Sie sich am wohlsten fühlen.

Einige Übungen und Bewegungen sind sehr gut dafür geeignet, die Geradheit des Körpers zu unterstützen und gleichzeitig können sie als Therapien genützt werden. Sie helfen der gesamten Muskulatur, die mit allen Körperteilen verbunden ist, sich auszubalancieren und dadurch die korrekte Positionierung der Knochen und Gelenke zu stabilisieren. Dadurch werden der innere Körper und sein »Räumlichkeit« optimiert und Verengungen, Verstauungen, Blockaden und Durchblutungsstörungen werden vermieden. Besonders helfen sie außerdem jenen Menschen, die noch keine schiefe Haltung haben, weiterhin den Körper gerade zu halten. Es ist sinnlos zu versuchen, die Effekte der Übungen zu trennen und sie einzeln zu üben. Sie wirken nur in ihrer Gesamtheit.

- Gegen Hüftgelenkschmerzen bringt Test 5 allein als Therapie nicht viel, weil die Ursache auch an der Rückenmuskulatur liegen kann.
- Um ein zu »enges« Nasenloch zu befreien, ist es möglicherweise erforderlich, das Becken zu korrigieren und die Muskeln der Armen, die Stellung des Nackens den Brustbereich oder sogar den Schädel.
- Wenn die Halswirbel schief sind, sind vermutlich auch weitere Wirbel davon betroffen und die gesamte Wirbelsäule muss betrachtet und in die Behandlung miteinbezogen werden. Es sind insgesamt 24 Wirbeln.
- Wenn gesagt wird, dass Übung 3 gut gegen Krampfadern und Krämpfe an den Füßen und Beine wirkt, bringt diese Übung allein vielleicht nicht viel, wenn die Ursachen ganz wo anders im Körper liegen könnten. Allein die Beine zu verbessern bringt dann auch nichts als Vorbeugung.

Prinzipiell bringen die Übungen die gesamte Muskulatur in Ordnung, wenn sie zusammen gemacht werden.

Sie benötigen zwei kleine Stabhanteln mit Schlaufen, die Sie bei den Beinübungen jeweils an den Füßen befestigen können. Für Frauen empfehle ich pro Stück mit dem Gewicht von einem bis zwei Kilogramm zu starten, je nach Ihrer Muskelstärke. Für Männer empfiehlt sich ein Gewicht zwischen zwei und drei Kilogramm. Die Übungen können Sie am Anfang jeweils etwa zehnmal hintereinander machen, mindestens zwei- bis dreimal pro Woche ist es ideal. Am Anfang ist einen Muskelkater zu spüren, der aber nach ein paar Tagen verschwindet. Es ist kein Muss, dass all die Übungen immer hintereinander geübt werden sollen. Was Sie im Liegen mit den Hanteln machen, wirkt mehr und besser, wenn es zusammen gemacht wird, natürlich nicht mit vollem Magen.

Da es das Ziel dieser Übungen ist, die Geradlinigkeit des

Körpers zu unterstützen, ist es sehr wichtig, nach den Tests, wenn Sie fühlen, dass Ihr Körper eine schiefe Haltung hat, und Sie Rechtshänder sind, mehr mit dem linken Arm üben, während Sie als Linkshänder mehr mit dem rechten Arm üben. Halten Sie den anderen Arm entspannt am Boden.

Wer sich mehr Gewicht zutraut, darf natürlich mit mehr Gewicht üben. Aber denken Sie daran! Je älter wir werden, desto mehr sollten wir schwere körperliche Arbeit nach und nach reduzieren, weil die Gewebe sich nicht ständig regenerieren können und einige davon nur absterben.

Von den im Unterkapitel 5 erwähnten Tests können Sie auch profitieren, wenn Sie sie als Therapien für Ein- und Ausatmungsstörungen, Nacken- und Schulterverspannungen, Beckenschiefstand und Hüftgelenkschmerzen zusammen einsetzen.

- *Zu Test 1:* Versuchen Sie ca. zehnmal durch das engere Nasenloch tief ein- und auszuatmen.
- *Zu Test 2:* Da wir heute oft viel im Sitzen oder mit einem nach unten gebeugten Hals arbeiten, üben Sie diese im Liegen auf dem Rücken. Drehen Sie den Kopf nach links und rechts, mindestens fünfzigmal, ein- bis zweimal am Tag. Bei Halswirbelschwäche bitte diese Übung nicht durchführen!
- *Zu Test 3:* Die Waden dehnen. Ca. 30 Sekunden lang anhalten und entspannen. Wiederholen Sie dies mindestens fünfmal hintereinander. Täglich vier- bis fünfmal.
- *Zu Test 4:* Versuchen Sie, auf dem schwachen Bein zu stehen. Mehrere Male wiederholen.
- *Test 5:* Das schmerzhafte Bein mehr als das andere Bein nach außen dehnen.

Versuchen Sie, wann immer Sie sitzen, das Bein, bei dem es Ihnen schwererfällt, über das andere Bein zu schlagen.

Üben Sie konsequent! Sie spüren tagtäglich die Verbesserung, dass Sie das schmerzhafte Bein ohne Schmerzen oder Anstrengung genauso wie das andere Bein übereinanderschlagen können. Auf diese Weise wird der Schiefstand des Beckenbodens und Hüftgelenks schnell verbessert.

Übung 1

Legen Sie sich auf einer Matte oder auch einem Tuch flach mit dem Rücken auf den Boden. Nehmen Sie nun eine Hantel in jede Hand und bringen Sie diese mit gestreckten Armen über Ihrer Brust zusammen und wieder auseinander, ohne den Boden zu berühren. (Siehe Abbildung 8–27 bis Abbildung 8–29.)

Übung 2

Bei dieser Übung halten Sie die Hanteln mit gestreckten Armen zusammen nach oben und führen die Arme dann in gestreckter Haltung nach hinten – neben Ihrem Kopf – zum Boden, ohne diesen zu berühren. Wiederholen Sie die Übung mindestens fünfzehnmal. (Siehe Abbildung 8–30 und Abbildung 8–31.)

Allein diese beide Übungen tun viel für die Geradehaltung des Körpers. Sie öffnen besonders den Brustkorb und befreien den Druck in der Bauchregion. Dabei werden das Atmungs-, Verdauungs- und Blutkreislaufsystem und das Herz unterstützt.

Übung 3

Legen Sie sich anschließend flach mit dem Rücken auf den Boden. Die Hanteln fixieren Sie etwas in der Mitte der Fuß-

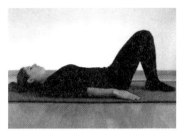

Abbildung 8–27

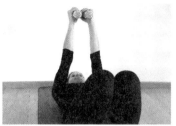

Abbildung 8–28

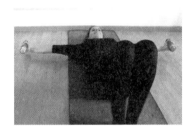

Abbildung 8–29

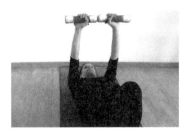

Abbildung 8–30

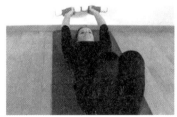

Abbildung 8–31

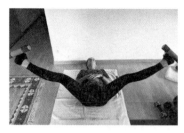

Abbildung 8–32

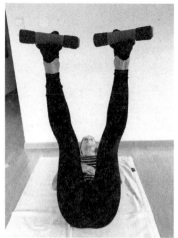

Abbildung 8–33

sohlen. Strecken Sie die Beine gerade in die Luft und grätschen Sie sie anschließend so weit wie möglich auseinander. Anschließend führen Sie die Beine wieder zusammen. Wiederholen Sie die Übung mehrere Male. (Siehe Abbildung 8–32 und Abbildung 8–33.)

Übung 4

Legen Sie sich flach mit dem Rücken auf den Boden. Nun spannen Sie Ihre Fußmuskeln und ziehen Sie Ihre Zehenspitzen möglichst weit nach unten zum Boden. Danach bringen Sie Ihre Zehenspitzen so weit wie möglich wieder nach oben. Wiederholen Sie die Übung ein paarmal. (Abbildung 8–34 und Abbildung 8–35.)

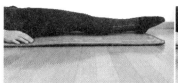

Abbildung 8–34

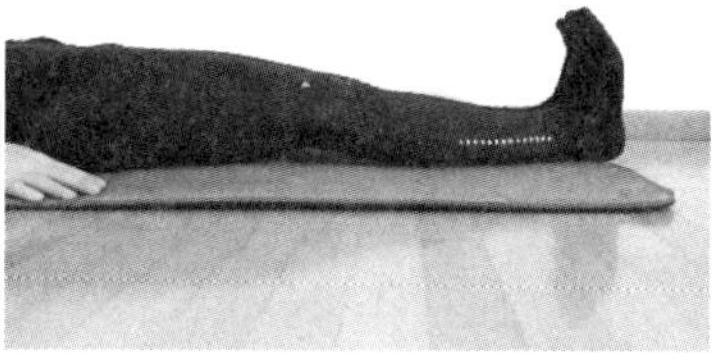

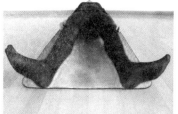

Abbildung 8–35

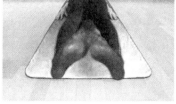

Abbildung 8–36

Abbildung 8–37

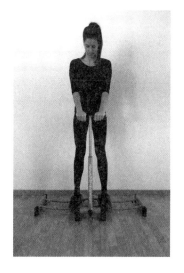

Abbildung 8–38

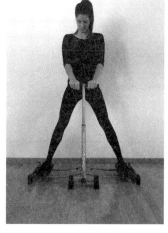

Abbildung 8–39

Übung 5

Legen Sie sich mit dem Rücken und gestreckten Beinen auf den Boden. Spannen Sie die Füße an und drehen Sie nun die Fußspitzen nach außen und anschließend wieder nach innen, sodass die großen Zehen einander berühren. Wiederholen Sie diese Übung einige Male. (Abbildung 8–36 und Abbildung 8–37.)

Übung 6 – mit dem Leg-Magic-Gerät

Ich kam vor etwa zehn Jahren mit dem Leg-Magic-Gerät in Berührung und fand es als ein sehr effektives, einfaches Haushaltssportgerät. Die zwei Übungen stabilisieren perfekt die Hüft- und Schultergelenke und damit die gesamte Körperstruktur und die Muskulatur. Das Gerät hat einige der Rückenprobleme meiner Freunde und Bekannten beseitigt und als Vorbeugung gegen schiefe Körperhaltung ist es sehr gut geeignet. Links- und Rechtshänder können gut mit einem Bein und einem Arm umgehen, während der andere auf dem Paddel steht. Es dauert weniger als zehn Minuten, um fünfzig bis hundert Mal auf einmal zu üben.

Übung mit den Füßen: Stellen Sie sich gerade auf das Gerät. Führen Sie – wie auf Abbildung 8–38 und Abbildung 8–39 Ihre Beine auseinander und führen Sie sie anschließend wieder zusammen.

Übung 7 – mit dem Leg-Magic-Gerät

Mit den Händen: Sie legen die Hände in die vorgesehenen Fuß-Halterungen und begeben sich in eine Position wie bei Liegestützen. Danach fahren Sie kontrolliert mit den Armen nach außen. Und schließen wieder zusammen. (Abbildung 8–40 und Abbildung 8–41.)

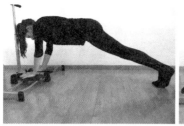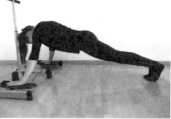

Abbildung 8–40   *Abbildung 8–41*

Gegen automatische Körperverdrehungen angehen
Vergessen wir nicht: Fast jeder von uns neigt unbewusst und automatisch im Alltag dazu, verschiedene Körperhaltungen zu verdrehen. Genau diese Automatismen können wir jedoch versuchen, unter Kontrolle zu halten. Dabei unterstützen die oben erwähnten Übungen sehr gut, wenn Sie sie ohne allzu große Abstände, d.h. zwei- bis dreimal die Woche machen.

Darüber hinaus helfen nahezu alle Arten von Bewegung, Fitness, Gymnastik und Sport dem Körper. Aber es ist ratsam, dass Sie sich genau über mögliche körperliche Auswirkungen eines Programms zu informieren, eventuell einen Arzt konsultieren. Vor allem, wenn Ihr Körper einer extremen Schräghaltung unterliegt oder Sie an einer starken Bindegewebsschwäche leiden, ist es gut, alle gesundheitlichen Umstände vorab abklären zu lassen.

Wussten Sie übrigens, dass Sie einen Beckenschiefstand mit einem gefalteten Handtuch oder kleinem Polster oder Kissen korrigieren können? (Siehe Abbildung 8–42 und Abbildung 8–43.)

Wenn der linke Fuß mehr nach außen dreht oder sich bei anderen Tests das rechte Bein sich schwerer oder verspannter anspürt, dann legen Sie sich, wann immer Sie sitzen, drei bis fünf Tage lang unter die linke Gesäßbacke ein Kissen und sitzen Sie darauf. Diese Variante kann auch im Liegen angewendet werden.

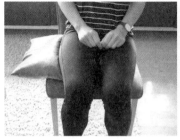 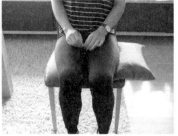

Abbildung 8–42   Abbildung 8–43

Das Gleiche können Sie umgekehrt machen, wenn der rechte Fuß mehr nach außen dreht oder sich bei anderen Tests das rechte Bein schwerer oder verspannter anspürt.

9. Körper-Korrekturen und die Kraft des Therapeuten

Eine Becken- oder Hüftkorrektur ist nicht einfach! Niemand, der nicht entsprechend dafür ausgebildet ist, sollte solche Korrekturen durchführen, darauf möchte ich explizit hinweisen. Wenn man genug Kraft in Händen, Schultern, Rücken und Kreuzbein hat, ist es einfacher, als wenn man wenig körperliche Kraft hat. Dafür sollte man aufrecht sitzen und die Person anheben, während man die Hüftgelenke einstellt.

Ebenso geht man bei der Beckenkorrektur vor. Dabei ergreift man mit einem Handtuch das bedeckte Becken der liegenden Person und korrigiert den Beckenschiefstand. Man sollte sehr vorsichtig sein, um den eigenen Rücken und das

Kreuzbein dabei nicht zu belasten. Eine präzise Haltung ist dabei sehr wichtig.

Hinweis: Mit zunehmendem Alter verlieren wir an Stärke. Obwohl ich solche Korrekturen früher vier- bis fünfmal am Tag durchgeführt habe, kann ich diese Korrektur jetzt nicht mehr öfter als vier- bis fünfmal in einer Woche machen.

Da es mehr Rechtshänder gibt, haben wir normalerweise mit dem linken Becken mehr zu tun. Wir benutzen unseren rechten Arm, wenn der Kunde auf dem Rücken liegt. Aber wenn er sich auf den Bauch legt, benutzen wir unseren linken Arm, um die Veränderung vorzunehmen. Dies hilft den Therapeuten, ihre eigene Balance mit der Geradheit zu sichern.

Ziemlich schwer ist es zu zeigen, wie man eine Schädelkorrektur durchführen kann. Um diese zu schaffen, sollte man sich über Warmanwendungen mit Öl und Kräutersäckchen unterrichten lassen, gut üben, und vor allem die eigenen Finger kräftig halten.

Sich auf den Kopf stellen: Der erste Grund warum ich regelmäßig Kopfstand mache, ist, um den Schädel wieder genau auszurichten, damit das Gehirn ohne Verschiebungen oder Verengungen in aller Gemütlichkeit seine Arbeit leisten kann.

Der zweite Grund ist: Obwohl ich durch Übungen den Restkörper korrigieren kann, und mit anderen Anwendungen unterstützen und pflegen kann, kann ich für den Schädel außer Kopfmassagen nichts tun. Außerdem tut ein Kopfstand auch der Wirbelsäule gut und befreit vom Druck auf der Lendenwirbelsäule, die im Alltag beim vielen Sitzen und Stehen belastet ist.

Da ich einige Male durch Unfälle schon meine Rippen, den Rücken und die Knie belastet habe, mache ich einen Kopfstand stets mithilfe der Wand und eines Polsters.

Nur wenn man auf sich vertraut und keine schwere

Beschwerde an den Halswirbeln hat, eignet sich der Kopfstand an der Wand – in verschiedenen Varianten, gerade, gegrätscht, mit verschränkten Beinen – hervorragend, um die Durchblutung des Kopfschädels zu verbessern, schiefe Haltungen des Kiefers und der Innerohren und der Verengungen im Auginneren zu korrigieren.

10. Das Leben ist wunderbar!

Im Jahr 2005, als ich auf Kreta war, wurde ein Junge von seinen Eltern zu mir gebracht der gerade acht Jahre alt war. Sie waren Hotelgäste und als einer von den Besitzern das Kind gesehen hatte, erkundigte er sich nach seiner Lage und vermittelte ihn an mich. Er hatte im Mutterleib eine Nabelschnurverwicklung gehabt, nach der Geburt mit zwei Jahren Epilepsieattacken erlebt und er konnte aufgrund einer Arm- und Beinkrümmung auf seiner linken Seite nicht gerade laufen. Auch seine Sehkraft hatte angefangen, sich zu verschlechtern und er trug eine starke Brille. Er war wegen seiner körperlichen Zustände schon ziemlich überfordert.

Wir beide hatten viel Spaß, während ich versuchte, seinen Körper zu korrigieren, die nur eine feine Bearbeitung des Beckens und der Gelenke waren. Hierbei ist es wichtig zu verstehen, dass die Kinderknochen schmerzlos und besser zu bearbeiten sind, weil sie weicher als jene von Erwachsenen sind.

Seine Mutter sollte zu Hause mit seinem Rücken arbeiten, wie ich es ihr gezeigt hatte, und er kam mit den Eltern drei- bis viermal über die Wochenenden. Während der Zeit dieser Behandlungen gelang es, dass er sich selbst seiner Brillen entledigte, er keine Brille mehr benötigte und er sogar begann, alleine zu laufen. Seine Zustände wurden einer nach dem anderen besser. Ich erlebte einen herzlichen

Empfang von den glücklichen Eltern mit allen Familienmitgliedern der etwa fünf Tage dauerte.

Wir verloren dann über die Zeit wieder den Kontakt, doch in diesem Jahr (im Juni 2018) als ich mit meiner Frau und zwei anderen Freunde auf Kreta im Urlaub war, brachte mein Leben mir ein herzliches Geschenk mit einer unglaublichen Belohnung für mein »Können«, das mir eine große Freude machte. Ich habe ihn mit seinen Eltern wieder getroffen. Abgesehen von einer leichten Wachstumsstörung an seinem linken Bein und einer etwas stärkeren Beeinträchtigung am linken Arm, war der Junge mittlerweile zu einem gutaussehenden jungen Mann herangewachsen, der mittlerweile sogar Gold-, Silber- und Bronzemedaillenträger in der Sportart Schwimmen in Griechenland geworden war – und immer noch ohne Brille.

IX. Mit der Methode Körperlesen Menschen helfen

Der Titel des Buches lautet »Ayurveda & Körperlesen – Gesundheit und die Kraft der aufrechten Haltung« mit dem Untertitel »Schützen – Heilen – Wohlfühlen«. Wie ich bereits erwähnt habe, bedeutet das Wort »Ayurveda« »die Wissenschaft des (gesunden) Lebens«. Meine Erkenntnis ist: Wer immer sich vollberuflich, in Teilzeit oder einfach aus eigenem Interesse damit beschäftigt, setzt sich automatisch für die gesundheitsfördernde Unterstützung der Menschen ein. Zu diesem Zweck haben wir in verschiedenen Kapiteln bereits so viele Themen angesprochen.

Da ich mich seit etwa zwei Jahrzehnten damit beschäftige, diesen Hauptzweck zu erreichen, habe ich versucht, die Zustände des Menschen durch einfache Methoden zu erkennen, bevor ich eine Anwendung begann, so wie sie vorgeschrieben ist. Diese Methode zur Überprüfung des Körperzustandes nenne ich »Körperlesen«, die ich in diesem Kapitel erkläre.

Ich habe eine Menge Leute getroffen, darunter viele junge Therapeuten mit voller Energie, die lernen wollten, wie man solche einfachen Methoden einsetzt und anwendet. Ich wünschte, dies würde sie ein wenig unterstützen, um ihre Begeisterung und diesbezügliche weitere Verbesserungen zu entwickeln, die den Menschen helfen.

234

Beim Körperlesen geht es weder um die Diagnose der Krankheiten noch um Heilung der Krankheiten, sondern darum, die inneren Konditionen und die Geradheit des Körpers zu erkennen. Dies hilft den Therapeuten, um sich zu entscheiden, ob sie eine Massage durchführen dürfen oder nicht. Z.B. Wenn die Zunge eine Lungenbeschwerde zeigt, dürfem keine Massagen einschließlich der Anwendungen für den Kopf durchgeführt werden, weil es einfach ungesund ist. Solche Beschwerden sollten erst behandelt werden.

Ein Teil der Körperlesung besprach ich im vorherigen Kapitel mit den Tests, die direkt auf die Körperhaltung hinweisen und wir haben ausführlich über die Verbindung und die Folgen der Beschwerden und Krankheiten, die eine schräge Körperhaltung verursacht haben, gesprochen. Z.B: Die Folge des Schmerzes durch Drücken über den Brustknochen sind im Unterkapitel 7 zusammen mit den Bildern zum Brustkorb.

Dem Körperlesen helfen die Zunge, die Hände, die gerade Linie, die Füße, das Brustbein, der Bauch, das Becken und der Kopf. Außer dem »Zungenlesen« zeigen alle anderen Methoden des Körperlesens die Haltung des Körpers.

1. Die Zunge

Es gibt nichts Besseres als die Zunge, um die Kondition des Innenkörpers zu zeigen. Soweit ich weiß, ist unsere Zunge das einzige Organ, das – außer im Falle eines Zungenkrebs, der wohl meist durch starkes Rauchen entsteht – nie eigene Beschwerden hat, obwohl sie selbst ein Muskelkörper ist, der aus verschiedenen Muskeln besteht. Ich habe noch nie von Zungenschmerzen, verspannten oder steifen Zungen, Zungenkrämpfen, Krampfadern oder Besenreisern an der Zunge, Zungenfieber oder von einer kitzelnden oder kribbligen Zunge gehört. Die vordere Zungenseite ist mit der Brustkorbregion verbunden, während der tiefere Bereich mit der Bauchregion verbunden ist.

Während die linke Seite der Zunge den tatsächlichen Zustand der Organe auf der linken Seite des Körpers anzeigt, ist der tatsächliche Zustand der Organe auf der rechten Seite des Körpers auf der rechten Seite angegeben.

- Wenn die Lunge unter akuten Störungen leidet, ist dies auf der Vorderseite der Zunge als weiße oder gelbe Ablagerungen oder als große rötliche Blasen angezeigt. Normale Erkältungen werden als kleine rötliche Blasen angezeigt.

- Wenn die Darmzotten im Dünndarm belegt sind, ist dies oft auf dem mittleren Bereich der Zunge durch eine weiße oder hellgelbe Ablagerung zu sehen.

- Wenn die Leber an akuten Schwierigkeiten leidet, werden diese auf der rechten Seite der Zunge durch Flecken angezeigt. Solche Flecken erscheinen im mittleren oder tieferen mittleren Bereich der Zunge auch bei akuten Hämorrhoiden oder Milzkrankheiten.

- Wenn die Mittellinie der Zunge ungerade oder beschädigt ist, bedeutet dies, dass die Rückenwirbelsäule schief oder beschädigt ist. Bei einigen Menschen ist diese mittlere Linie allerdings gar nicht zu erkennen und das bedeutet dann einfach, dass sie zu schwach ist.

- Abdrücke, die bissähnlich am Rand der Zunge aufscheinen, bedeuten, dass die Nahrung nicht gut verdaut wird.

- Wenn jemand Risse auf der Zunge hat, die wie angeboren aussehen, könnte er als Kind an eine schwere Krankheit gelitten haben.

Die drei Abbildungen geben Ihnen einen ersten Eindruck über die Beschaffenheit der Zunge.

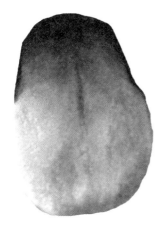

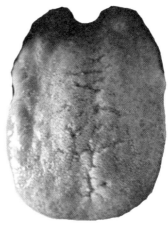

Abbildung 9-1

Abbildung 9-2

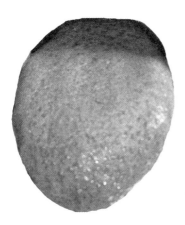

Abbildung 9-3

2. Die gerade Linie

Wenn Sie Therapeut sind, lassen Sie Ihren Kunden oder Ihre Kundin sich auf den Rücken legen und sich für ca. zwei Minuten einfach entspannen. Oder wenn Sie sich selbst ansehen möchten, entspannen Sie sich ebenfalls einfach. Nun betrachten Sie von Kopf bis Fuß, ob die Nasenspitze (Punkt A in Abbildung 9–4), das Kinn (Punkt B), das Brustbein (Punkt C) und der Bauchnabel (Punkt D) in einer geraden Linie stehen. Wenn die Haltung des Körpers nicht gerade ist, stehen Sie – oder Ihr Kunde – ungerade.

Dies bedeutet, dass der Körper eine schiefe Haltung hat.

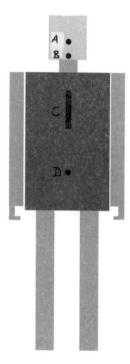

Abbildung 9–4

Die Hände

Nun haben wir mit vielen Druckpunkten zu tun. Allgemeines Gleichgewicht bedeutet, wenn beide Seite möglichst gleichmäßig druckempfindlich sind, aber nicht schmerzt. Bei vielen Menschen tun sie nicht gleichermaßen weh. Wenn sie aber sehr schmerzhaft und seitlich unterschiedlich sind, bedeutet das, dass die Haltung des Körpers schief ist. Manchmal gibt es fast gar keine Schmerzmeldungen, wenn im Rückenmark Blockaden bestehen.

Dann sollte man für einige Sekunden den Brustkorb schütteln oder beide Füße nach innen und außen drehen, und wenn keine Veränderung eintritt, den Kopf und den Hals ein wenig einziehen und erneut überprüfen. Dies verändert manchmal sogar die Schmerzpunkte am Brustbein und über dem Becken.

Es gibt drei Druckpunkte, die Sie prüfen können (siehe Abbildung 9–5 bis Abbildung 9–7):

- Druckpunkt 1.: Oberarmmuskeln und Region verbunden mit 7 Halswirbeln
- Druckpunkt 2.: Oberarmmuskeln und Region verbunden mit 12 Brustwirbeln
- Druckpunkt 3.: Region verbunden mit 5 Lendenwirbel, Kreuzbein und Steißbein

Ca. 90 Prozent der Menschen tut das Drücken dieser Stellen, wie in den Abbildungen gezeigt, weh, aber nicht gleichermaßen. Manchmal ist eine davon sehr fest, sodass man erst gar keine Druckschmerzen verspürt. Gewöhnlich verspürt ein Rechtshänder auf der linken Seite mehr Schmerzen. Diese Unterschiede bedeutet, dass der Körper eine schiefe Haltung hat.

Menschen, die einen stabile starke Rückenmuskulatur und Wirbelsäule aufweisen und sich im Gleichgewicht befinden, tut fast gar nichts weh, außer dass sie eine leichten Druckempfindlichkeit aufweisen.

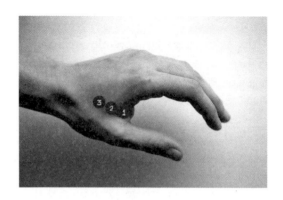

Abbildung 9–5

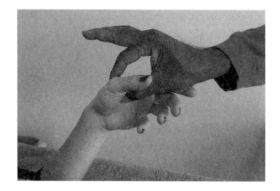

Abbildung 9–6

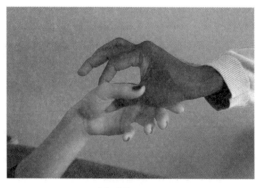

Abbildung 9–7

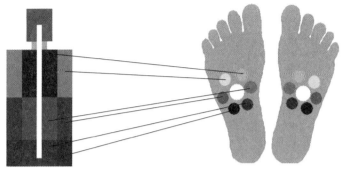

Abbildung 9–8   *Abbildung 9–9*

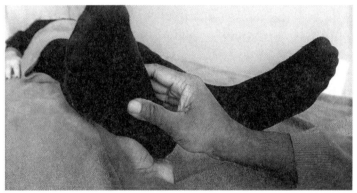

Abbildung 9–10

Unsere Füße können uns sehr viel verraten. Nach meiner Erfahrung ist der weiße Punkt in Abbildung 9-9 der wichtigste, der hauptsächlich den tatsächlichen Zustand der Verbindung durch das Rückenmark bis zum Kopf erklärt.

Wenn man diese Punkte auf der Fußsohle drückt, schmerzen sie oft, aber in unterschiedlicher Intensität. Manche haben starke Schmerzen an dieser Stelle und dies bedeutet, dass das Rückenmark und der innere Körper an einer

Verwindung leidet, der untere Körperbereich beeinträchtigt worden ist, und dadurch die inneren Organe beeinträchtigt sind. Durch die anderen Punkte kann man entsprechend der mit unterschiedlichen markierten Körperbereiche in Abbildung 9–8 verschiedene Beschwerden aufspüren.

Das Brustbein und das Becken

Wenn Sie das Brustbein von unten nach oben drücken, schmerzt das öfter. Je mehr es wehtut, desto stärker besteht eine Verwindung des Brustbeins und herrscht ein Beckenschiefstand vor oder es kann auch sein, dass die Brustwirbel stark belastet sind. Der unerträgliche stechende Schmerz im mittleren Bereich ist oft mit einer Depression oder tiefliegender Angst verbunden.

Wenn man die Punkte auf der Bauchlinie in Abbildung 9–11 und die Punkte A und B drückt (Abbildung 9–13), kann es auch schmerzhaft sein. Vor allem schmerzt oft bei den Rechtshändern Punkt A und Dies stört oft die Durchblutungsstörung des Leistenbereichs.

Hinweis: Die Schmerzpunkte A und B (siehe Abbildung 9–11) verschwinden sofort, nachdem Sie die Beckenschieflage mit diesem Griff korrigiert haben. Dann sollte man natürlich die Oberkörpermuskulatur mit den Hanteln trainieren und balancieren (im Liegen), um die Korrektur des Beckens effektiver zu halten.

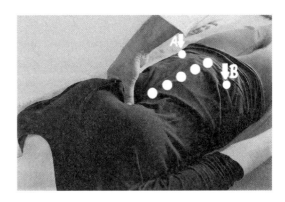

Abbildung 9–11

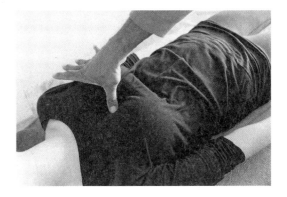

Abbildung 9–12

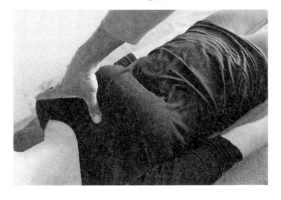

Abbildung 9–13

Der Kopf

Wenn man die beiden Seiten des Schädels mit den Fingerspitzen zieht oder drückt, schmerzen bei den Rechtshändern oft die beiden Punkte zwischen den Ohren und Augen und die untere Schädelkante ihrer rechten Seite tut mehr weh. Beim Drücken im oberen Schädelbereich, tut die linke Seite mehr weh. Bei den Linkshändern ist es umgekehrt.

Dies bewirkt eine Verengung, Verformung und eine Durchblutungsstörung im Kopf und hat oft Kopfschmerzen, Migräne, Augenbeschwerden, Rückenmarks- oder Nackenverspannungen, Schlafstörungen, Tinnitus und Zahnprobleme zur Folge.

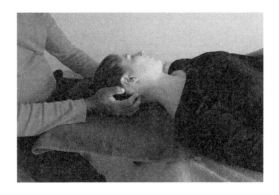

Abbildung 9–14

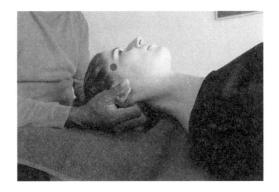

Abbildung 9–15

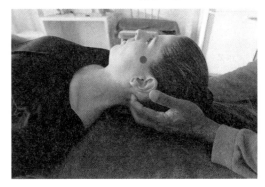

Abbildung 9–16

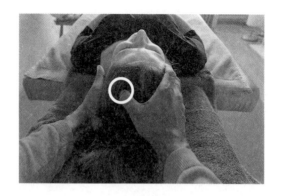

Abbildung 9–17

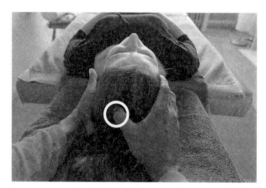

Abbildung 9–18

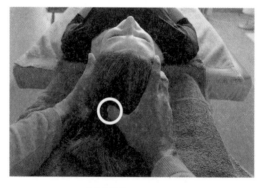

Abbildung 9–19

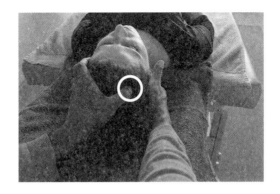

Abbildung 9–20

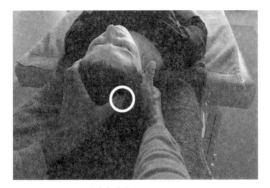

Abbildung 9–21

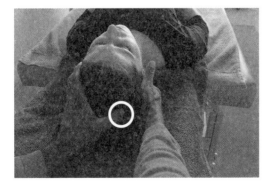

Abbildung 9–22

Nachwort

Ich habe Ihnen nun über einen bedeutenden Teil vom alten Wissen des gesunden Lebens, so wie ich es praktiziere und lebe, erzählt. Wichtig ist, dass alles zusammen erst zu einem Wohlbefinden führt. Abschließend möchte ich Ihnen die vier wichtigen Punkte, die untrennbar miteinander verbunden sind, nochmals in Erinnerung rufen, die zu einem gesunden Leben führen:

- *Aufrechterhaltung der Geradheit des Körpers:* Nur bei aufrechter Haltung funktionieren die Atmungsorgane und die Verdauungsorgane gut. Durchblutung, Abtransport des Abfalls und alle anderen Systeme benötigen ein reibungsloses Miteinander.
- *Nahrhafte gesunde Nahrung,* unschädliche Heilmittel und ausreichende Ruhe.
- Regelmäßige *Entgiftung und Reinigung* unseres Körpers.
- Eine Atmosphäre, in der wir *ohne Angst,* mit erfüllten physischen und psychischen Wünschen leben können.

Wie Buddha sagt: »Das wertvollste Vermögen eines Menschen ist seine eigene Gesundheit!«

In diesem Sinne: Passt gut auf euch gut auf! Haltet euch gerade! Lasst es euch gut gehen!

Ayubowan! *Susil*